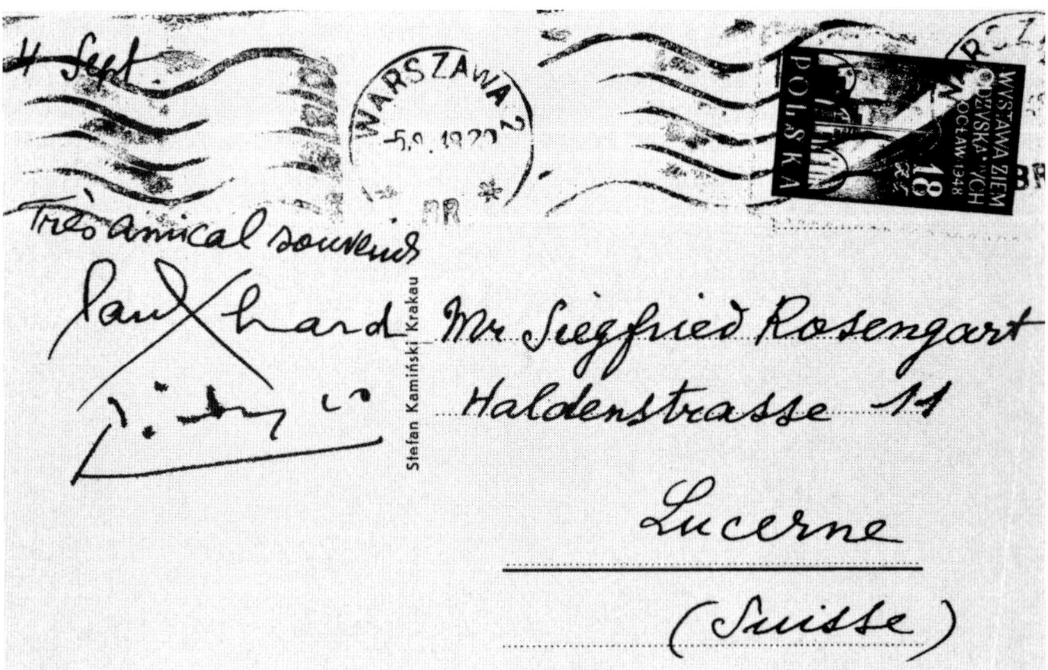

Karte von Paul Eluard und Picasso, September 1948

Angela Rosengart

Besuche bei Picasso

mit den Fotos von Siegfried und Angela Rosengart

Daco-Verlag, Stuttgart

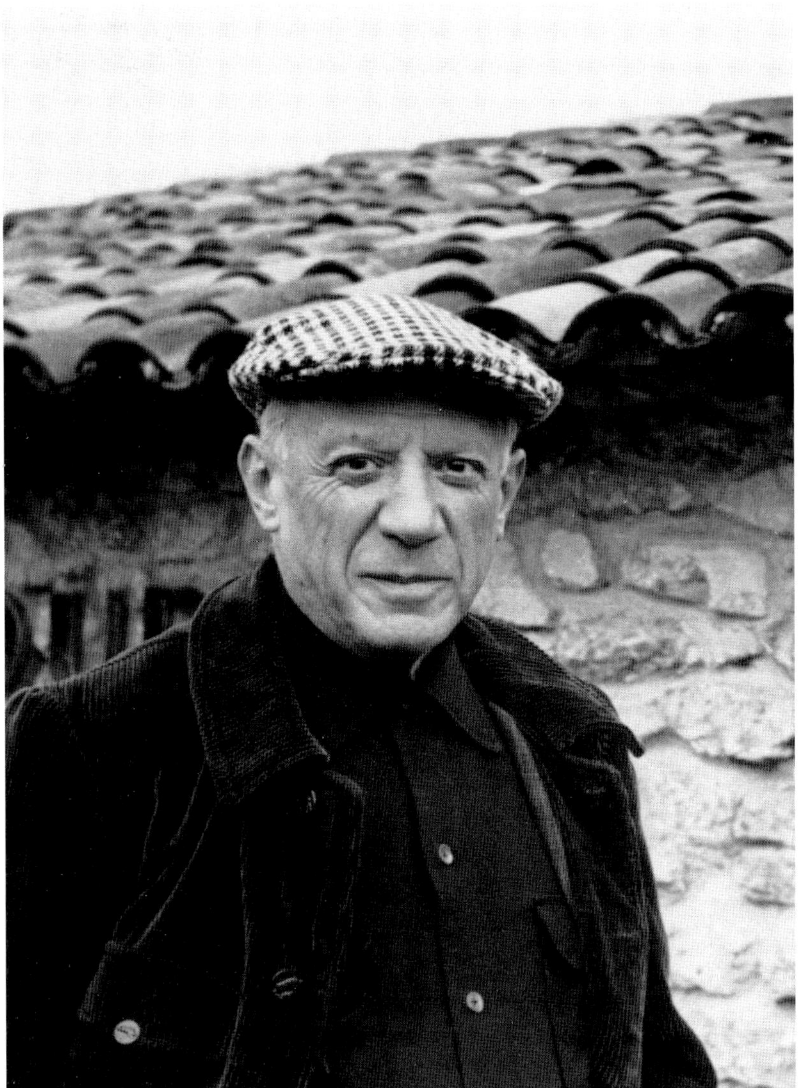

Picasso in Vallauris, April 1954

Nach dem Tode von Pablo Picasso wollten wir aus den vielen Fotos, die wir die Jahre hindurch in Vallauris, Cannes, Vauvenargues und Mougins machten, eine kleine Auswahl zu einer Erinnerungsmappe für uns zusammenstellen. Dabei kam uns der Gedanke, ob nicht vielleicht auch unsere Freunde diese Bilder gerne ansehen, einen Blick in Picassos Heim werfen möchten. So entstand dieses Büchlein.

Luzern, Frühjahr 1973

S. R. A. R.

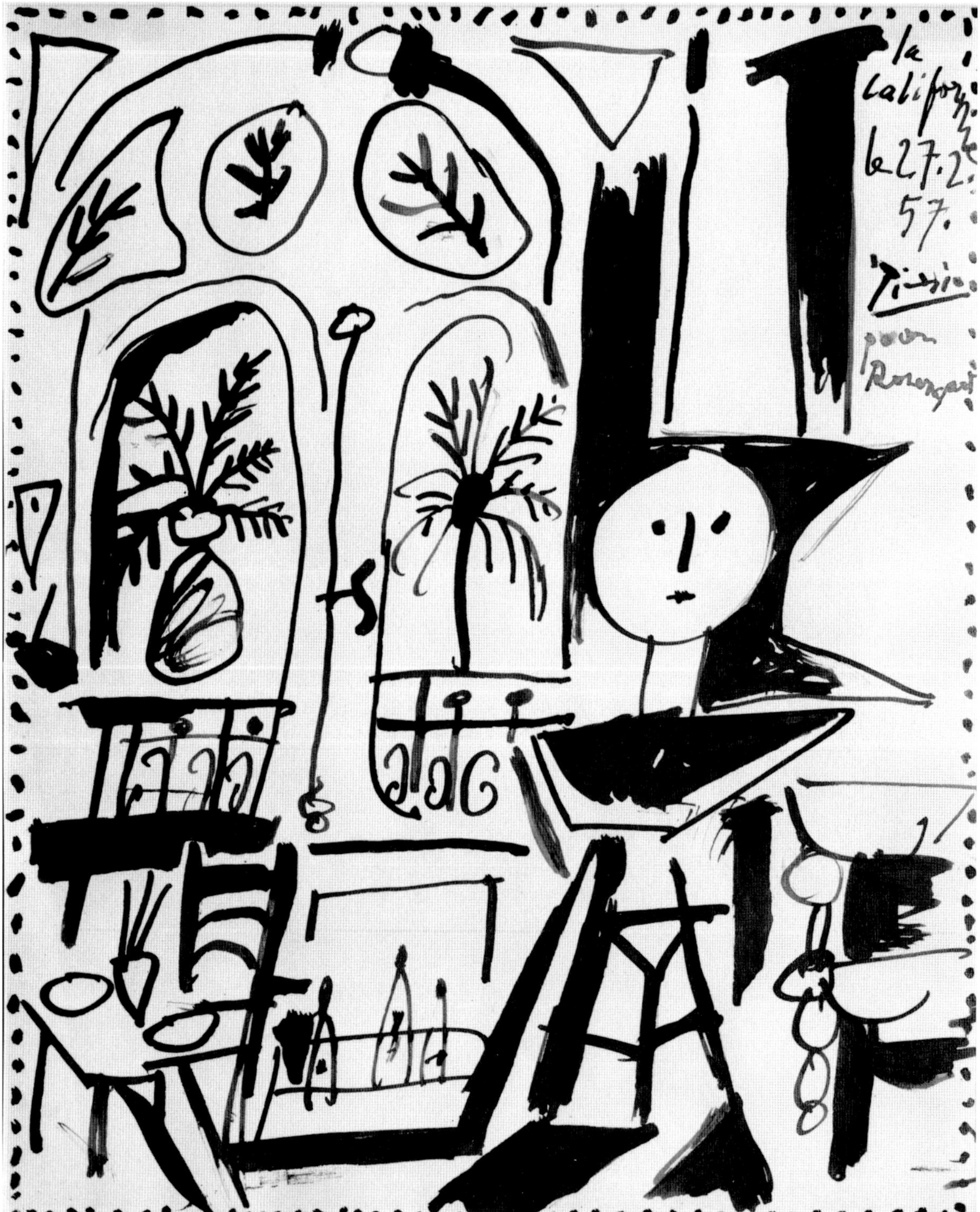
la Californie
le 27.2.57.
pour Rosengart

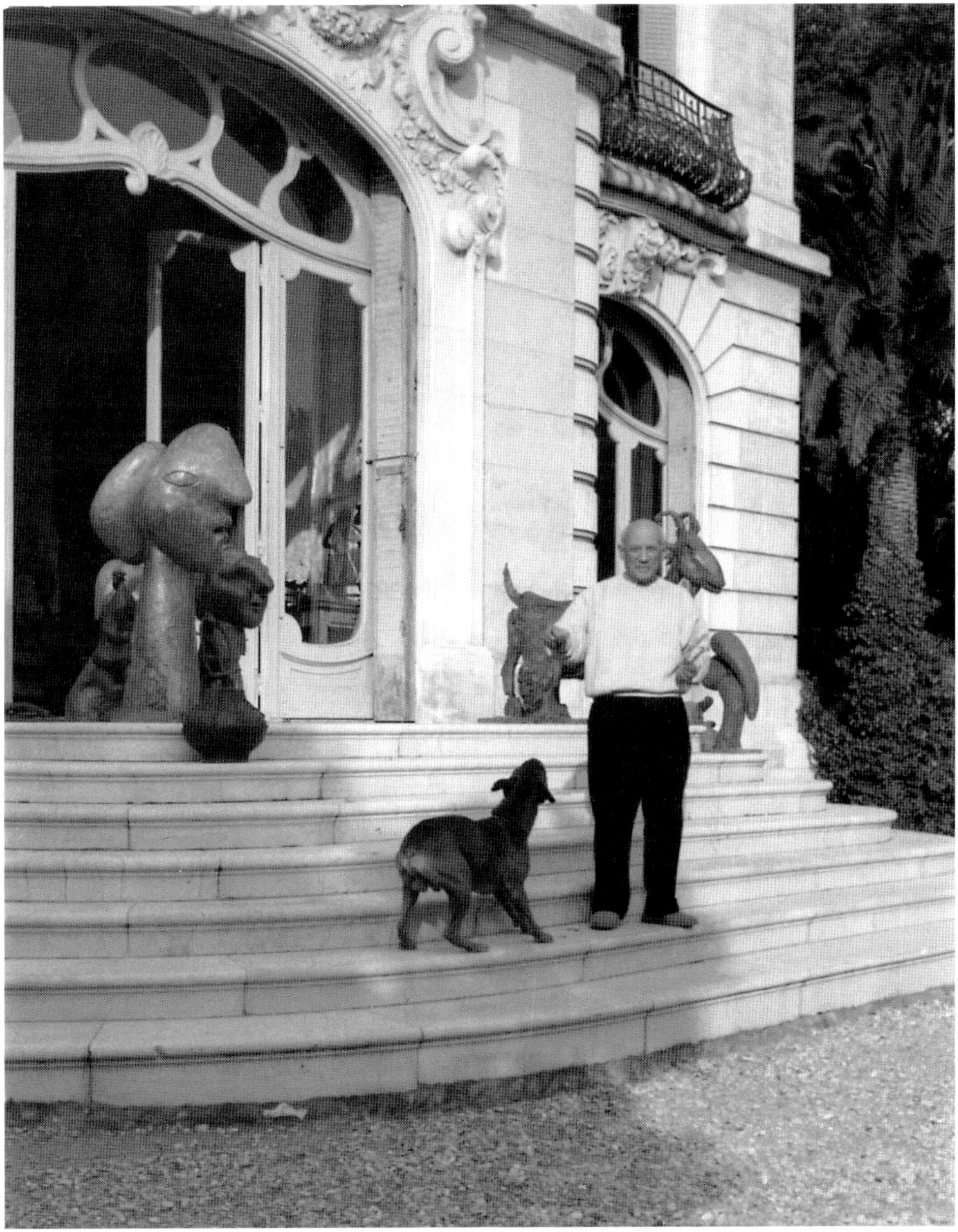

Picasso mit seinem Boxer Yan auf der Terrasse der Villa «La Californie» in Cannes, Oktober 1955

◁ Atelier in der «Californie» (Tuschzeichnung für die Einladungskarte zu unserer Ausstellung «Picasso — L'Atelier» Sommer 1957)

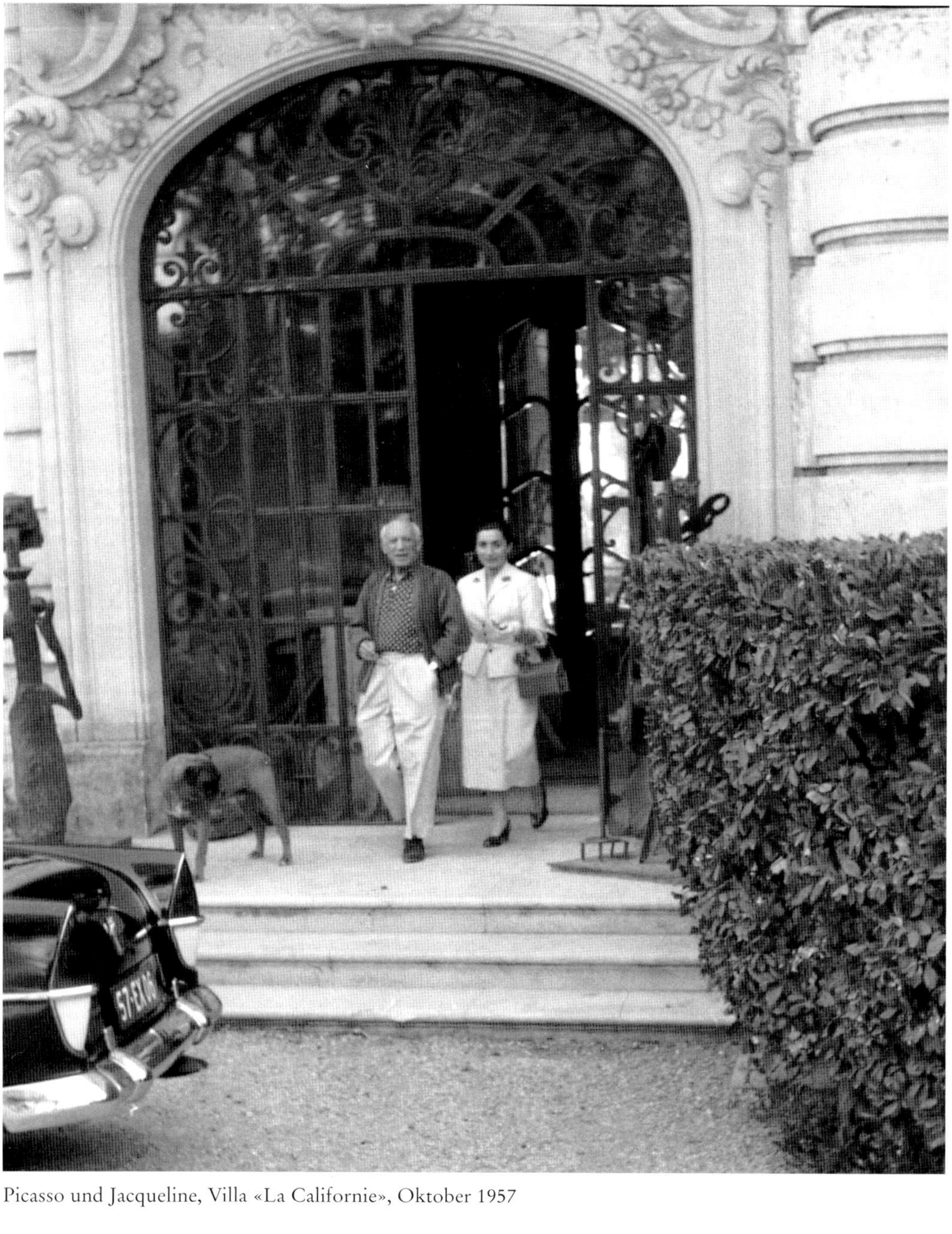

Picasso und Jacqueline, Villa «La Californie», Oktober 1957

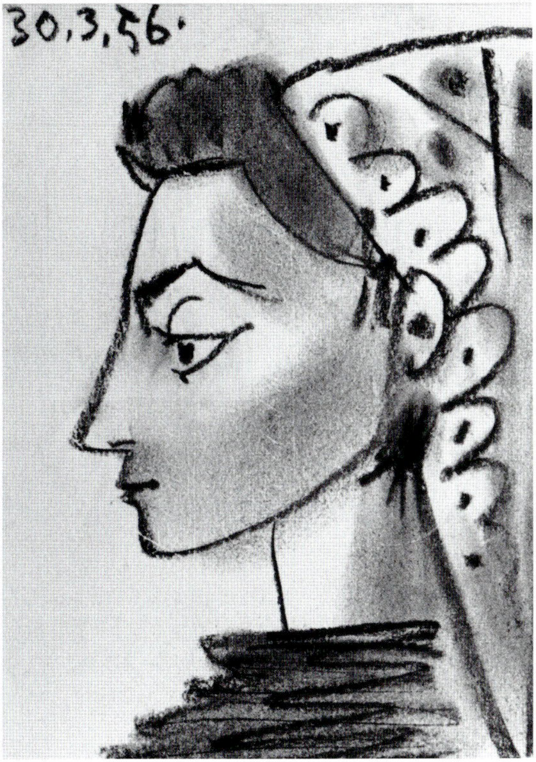

Portrait Jacqueline
Kohlezeichnung für die Einladungskarte
zu unserer Picasso-Ausstellung Sommer 1956

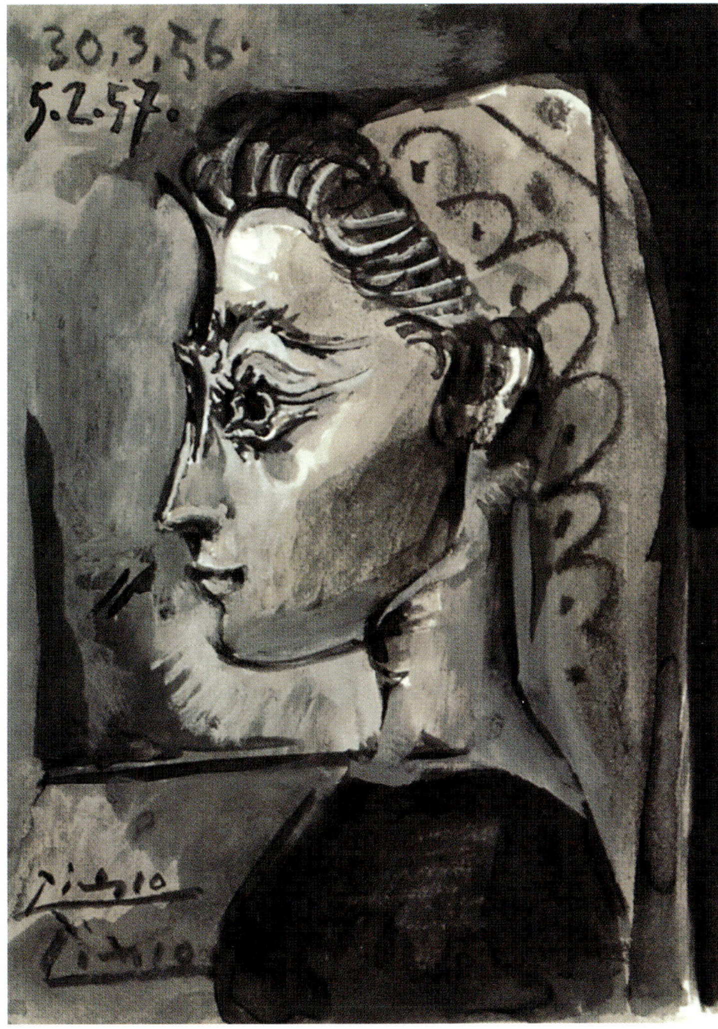

Von Picasso mit Gouache übermalte Einladungskarte, 5. Februar 1957

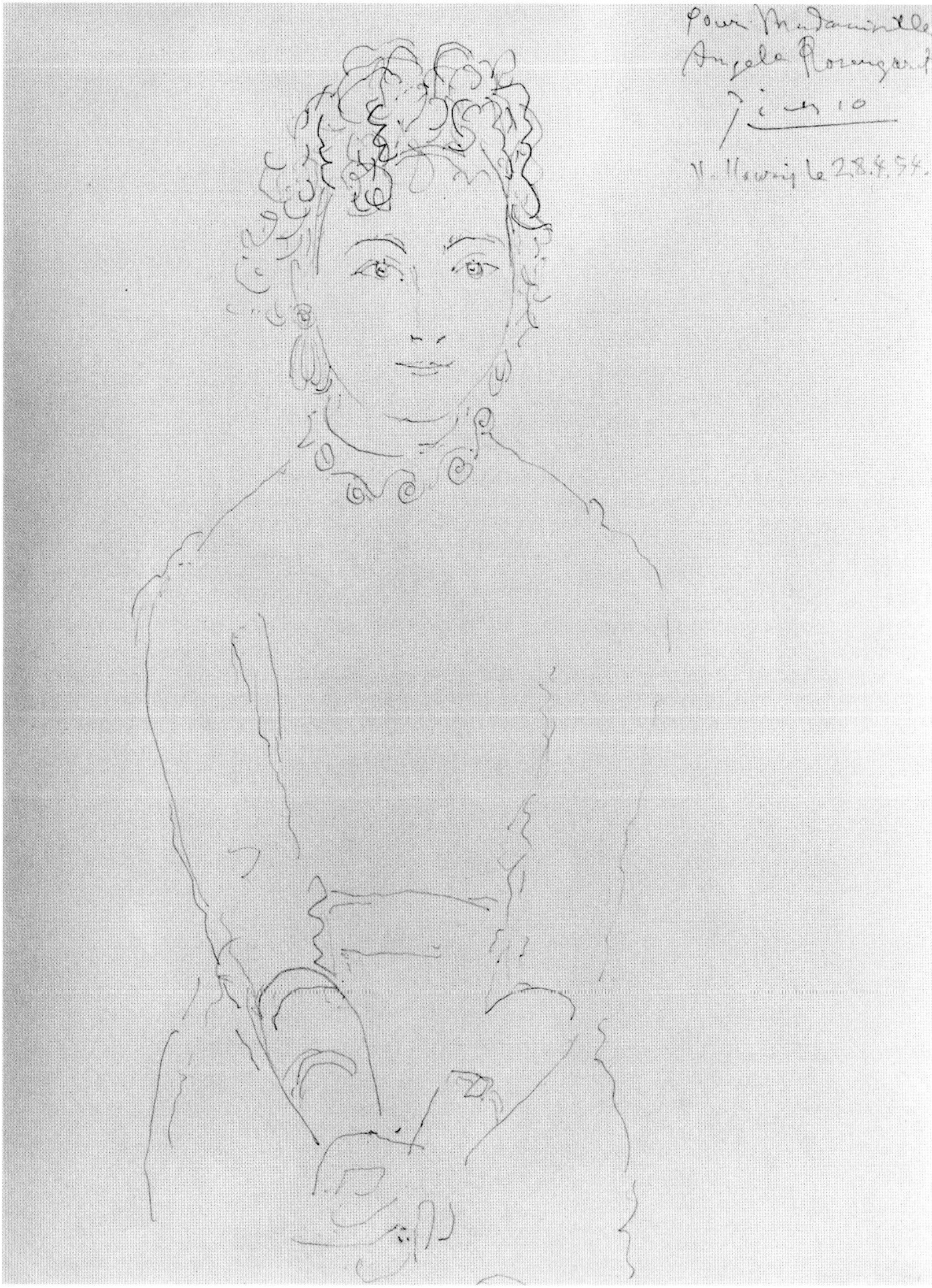

Portrait A. R.
28. April 1954

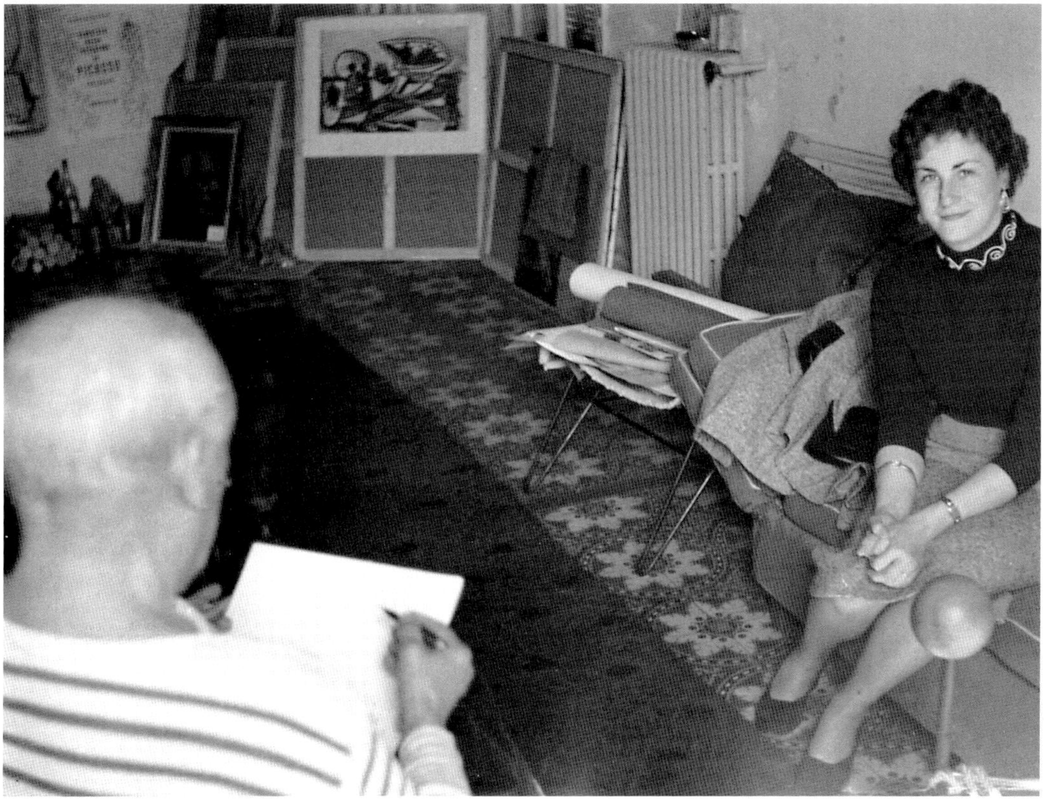

Picasso beim Portraitieren von A. R., Vallauris, 28. April 1954

Paris, 1949: Mein Vater stellt mich Picasso vor, in seinem Atelier in der Rue des Grands Augustins. «Mais, Rosengart, vous avez une belle fille!» Ich war glückselig. Das erste Mal, dass ich, fast noch ein Kind, von einem Mann ein Kompliment bekam — und nun gar von Picasso!

Im April 1954 — wir hatten ihn einige Zeit nicht mehr gesehen — treffen wir Picasso bei Ramié in Vallauris. Wieder Komplimente über mich an meinen Vater (nicht an mich!), und dann plötzlich: «Venez demain, je ferai un portrait de vous»!

Er führt uns in einen kleinen, kahlen, kaum möblierten Raum seiner Villa, ich muss eine

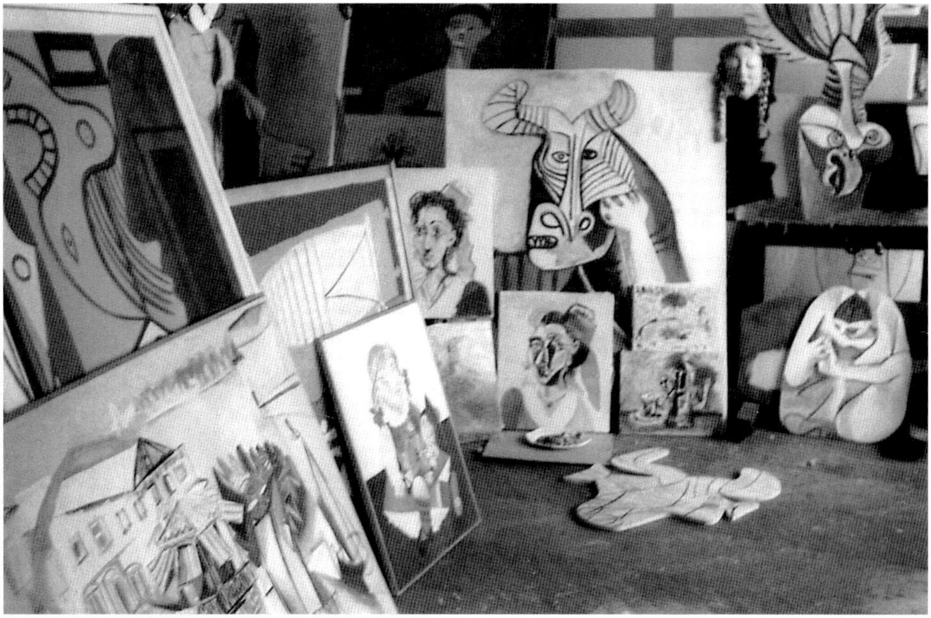

Atelier-Ecke in der Villa «La Californie», Oktober 1958

halbe Stunde lang stillsitzen, während mein Vater versucht, mit dem Fotoapparat den «historischen Moment» festzuhalten. (Picasso, leicht irritiert durch das Klicken, lässt es sich gefallen.) Ich habe das Gefühl, von Picassos Augen verbrannt zu werden. Es ist schwierig, diesen Blick auszuhalten. Er hat einen kleinen Zeichenblock auf den Knien, macht einige Striche, vergleicht, geht ganz nahe an mich heran, um meine Halskette, ineinandergreifende Spiralen (Spiralen haben ihn immer fasziniert) genau nachzuzeichnen; dann schreibt er etwas auf das Blatt, reisst es ab und überreicht es mir: Voilà, Mademoiselle! Mein Bild, eine bezaubernde, Ingres-hafte Zeichnung, und darauf steht: Pour Mademoiselle Angela Rosengart. Ich bin überwältigt. Nun habe ich mich durchs Hintertürchen in die Unsterblichkeit eingeschlichen!

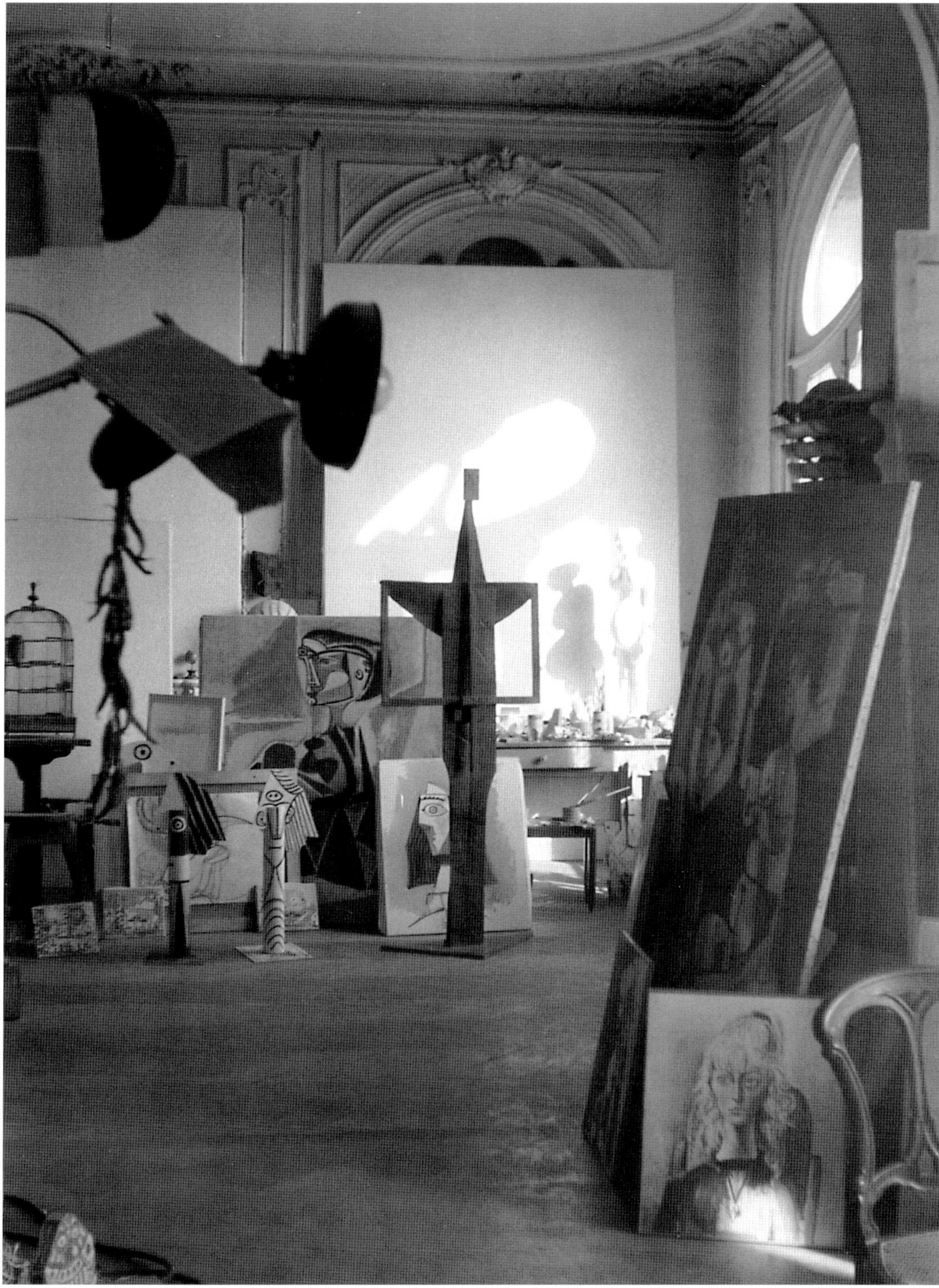

telier in der «Californie»
ktober 1957

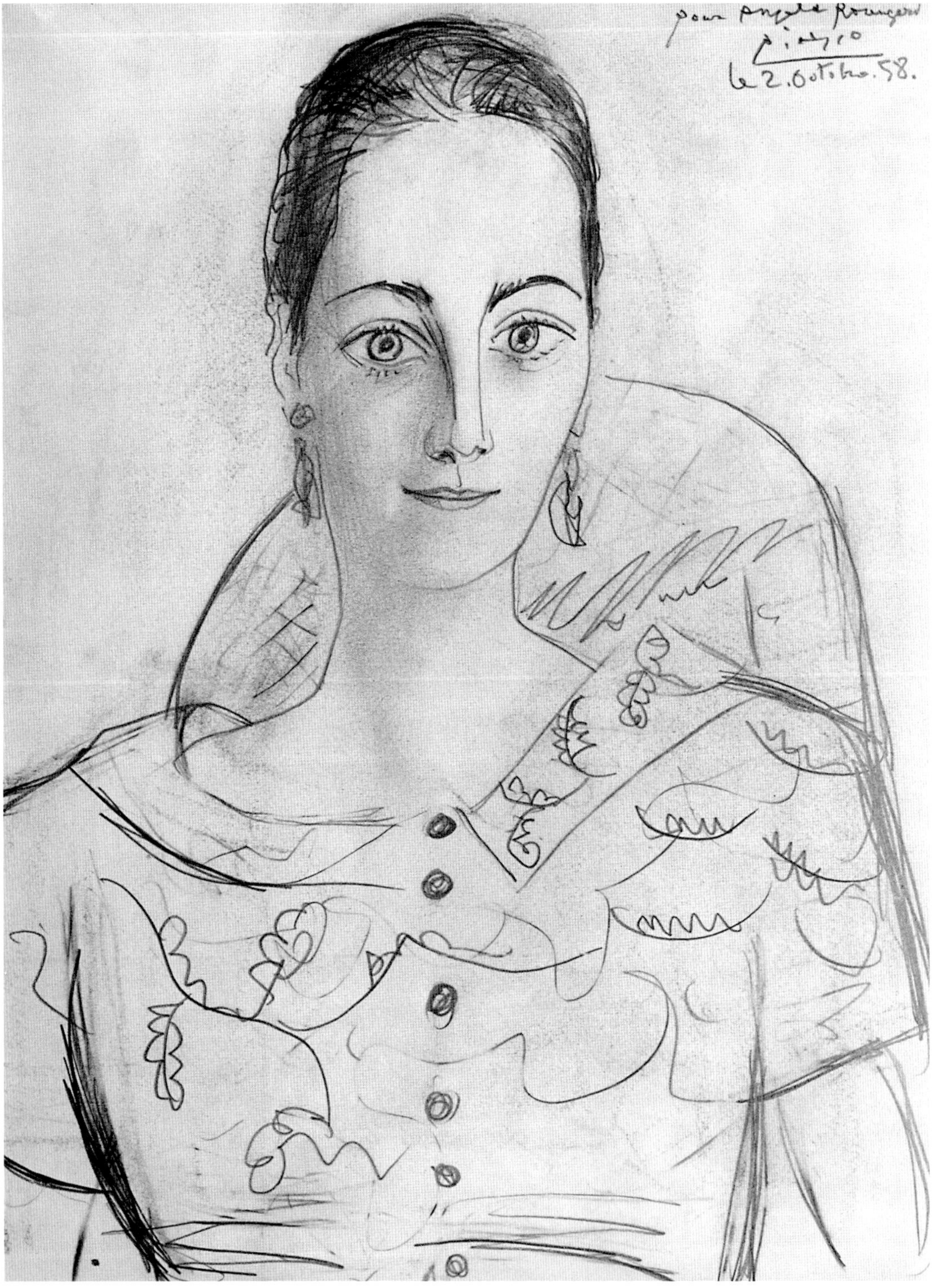

Portrait A. R.
2. Oktober 1958

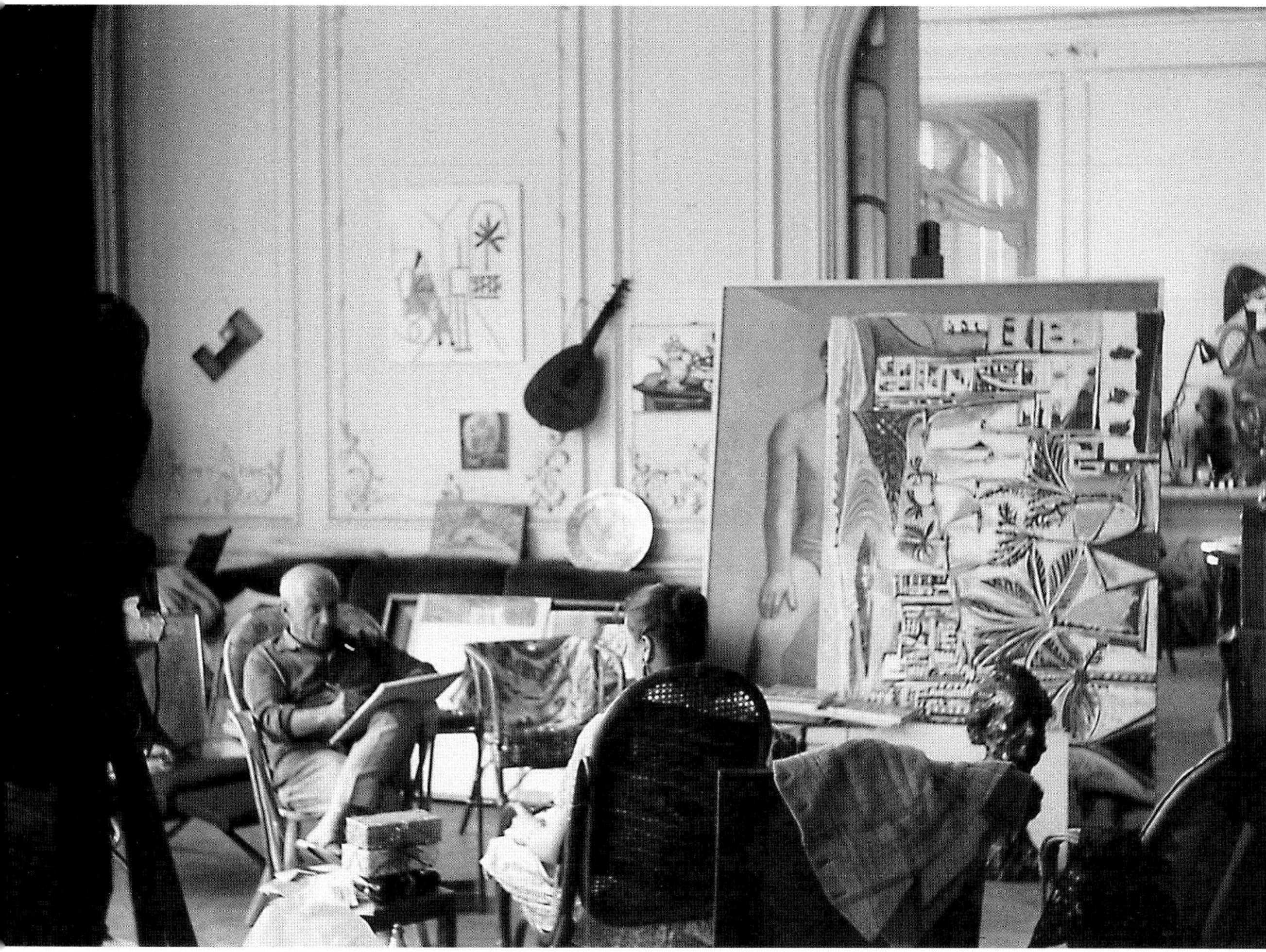

.sso beim Portraitieren von A. R., Cannes, 2. Oktober 1958

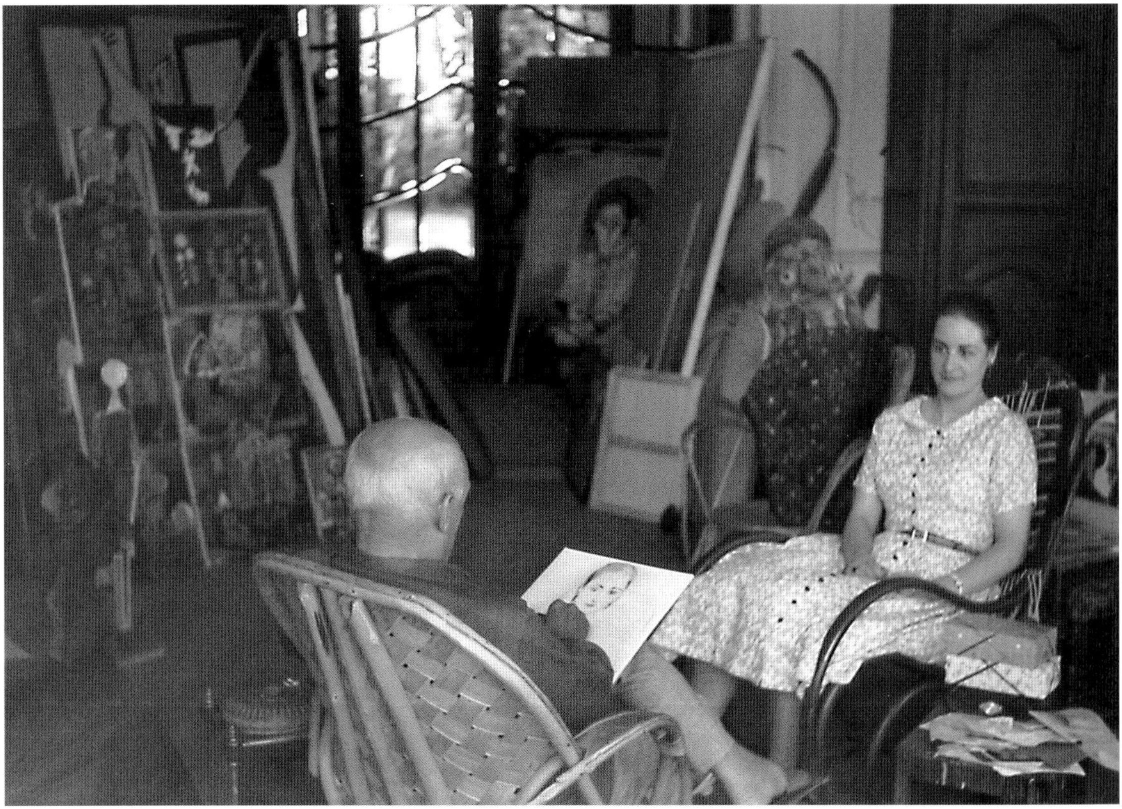

2. Oktober 1958

Ein Jahr später ist Picasso nach Cannes in die Jugendstilvilla «La Californie» umgezogen. Wir sehen ihn jetzt häufiger. Wie jeden Herbst, fahren wir auch im Oktober 1958 wieder an die Côte d'Azur, um ihn zu besuchen. Obwohl es schon Abend ist, rufen wir noch an. Picasso kommt ans Telefon: «Venez tout de suite, je dois vous raconter quelque chose...» Er hatte das Schloss Vauvenargues bei Aix-en-Provence gekauft, einen herrlichen Renaissance-Bau, wie geschaffen für ihn und sein Werk.
Wir fahren zur «Californie». Ich habe seit unserem letzten Besuch meine Frisur geändert,

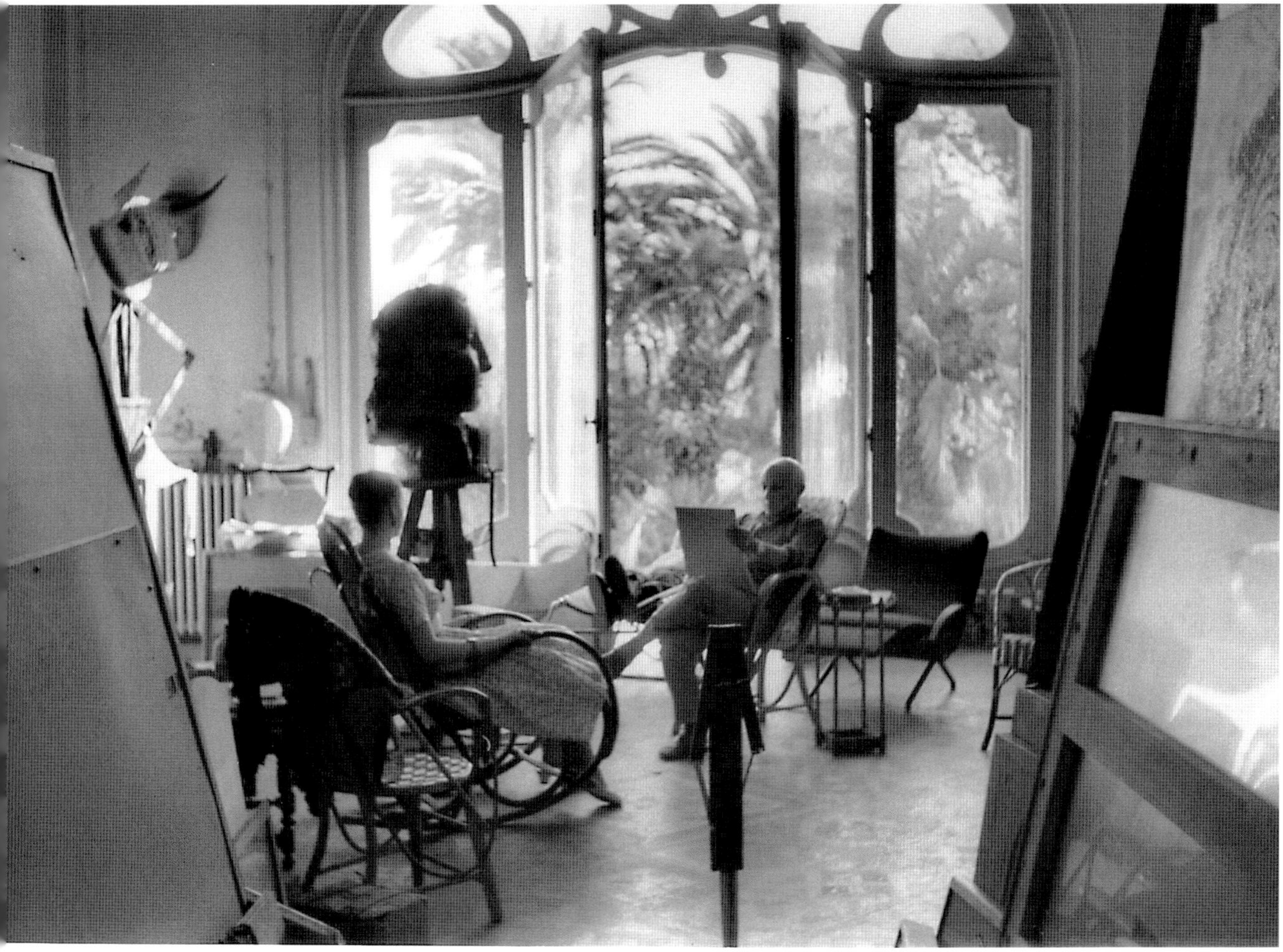

ktober 1958

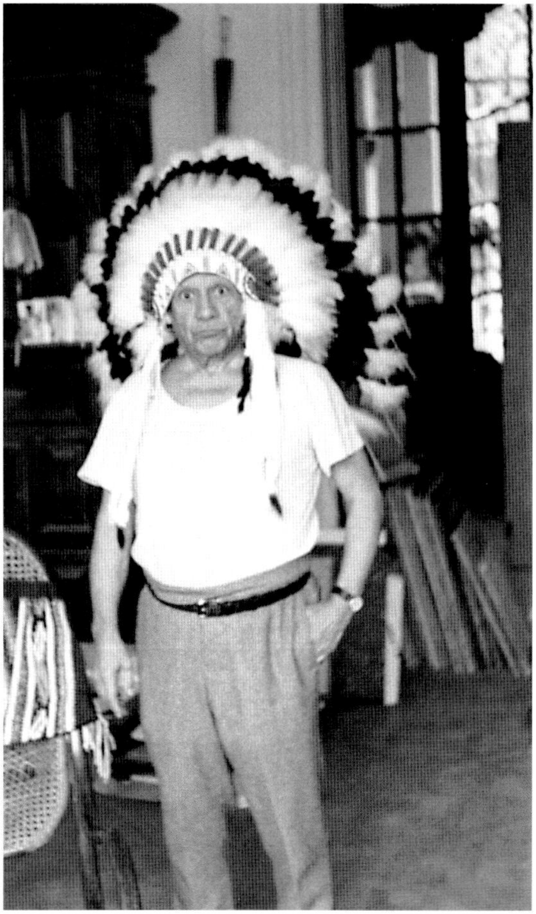
Picasso präsentiert sich in indianischem Federschmuck, einem Geschenk von Gary Cooper, Oktober 1960

trage das Haar aufgesteckt in einem Chignon. Picasso bemerkt es sofort: Tiens, vous avez changé de coiffure — da muss ich ja ein neues Portrait machen! Wieder: Venez demain… Picasso heisst mich in Jacquelines berühmtem Schaukelstuhl Platz nehmen, der auf so vielen ihrer Bildnisse erscheint — sie sagt lächelnd: Ich leihe ihn dir!— Er arbeitet ohne zu sprechen, zeichnet zuerst eine Skizze in Kohle, wischt sie wieder aus, beginnt von Neuem mit Bleistift, prüft, sieht mich strafend an, wenn ich mich bewege… langsam fühle ich mich erstarren… immer diese glühenden Pfeile, die mich durchboren… Und dann plötzlich wieder: Pour Angela Rosengart!!! Ich bin glücklich. Aber erschöpft, wie von einer schweren körperlichen Arbeit.
Für den nächsten Tag lädt uns Picasso ein, zusammen mit ihm, Jacqueline, Kahnweiler und Madame Ramié Vauvenargues zu besuchen. Wir fahren früh morgens los, gut drei Stunden hin (und drei Stunden zurück — ihm, dem 77jährigen, macht das überhaupt nichts aus…). Er ist aufgekratzt, vergnügt wie selten, unermüdlich, führt uns durchs Schloss, stundenlang, in jeden Winkel, den Hühnerstall, den Garten;

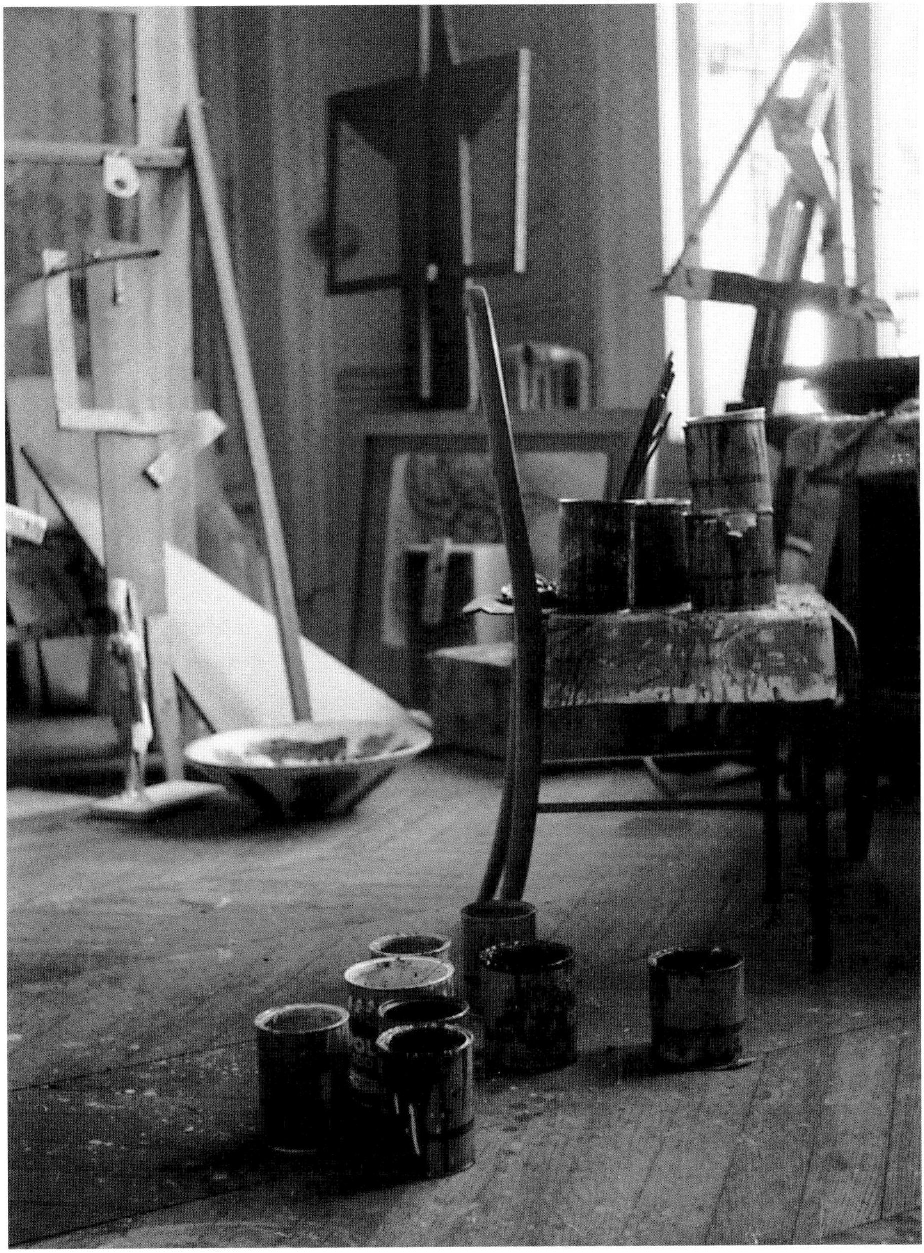

Picassos «Palette», Villa La Californie, Oktober 1958

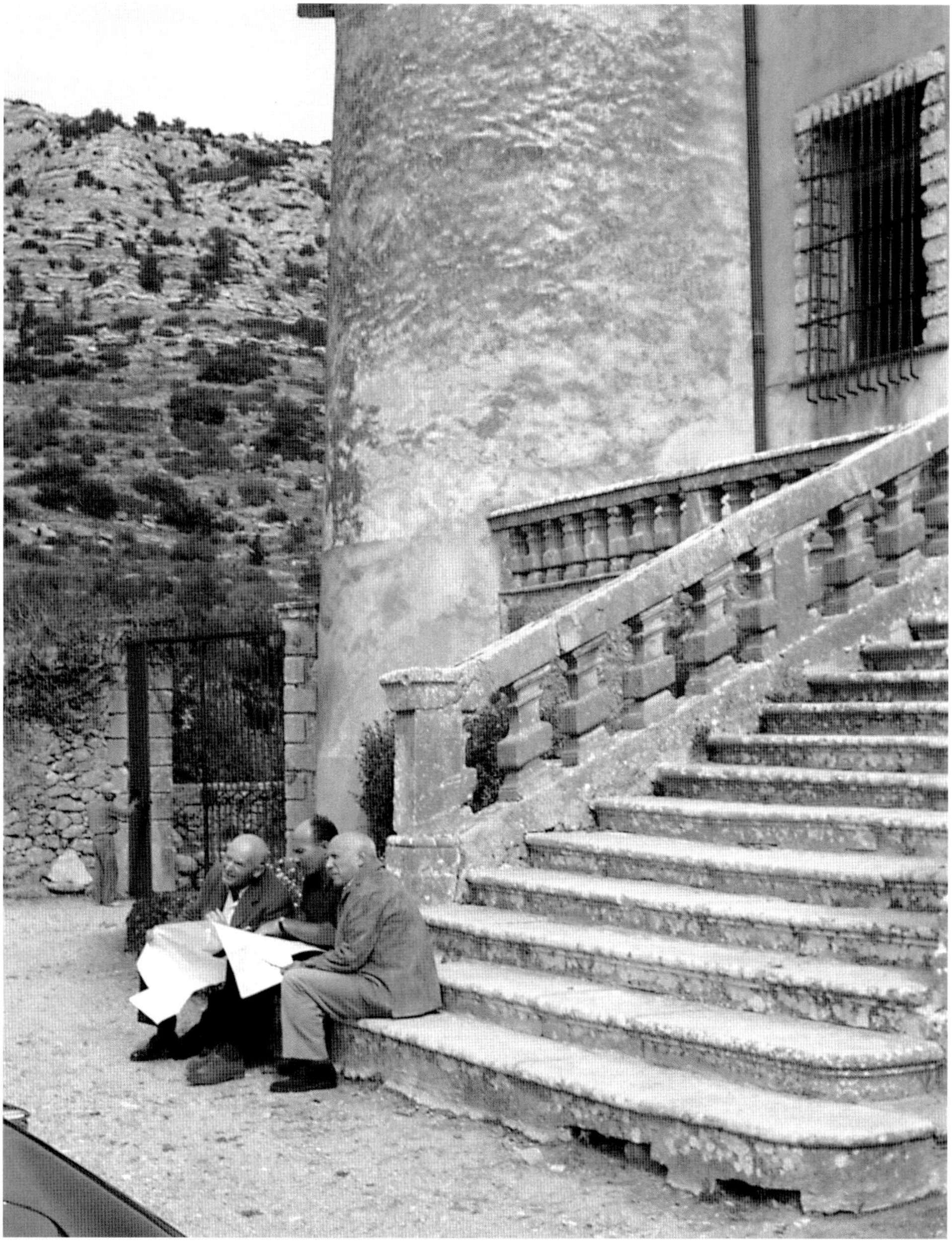

Vauvenargues, 3. Oktober 1958; Picasso, sein Architekt und Kahnweiler

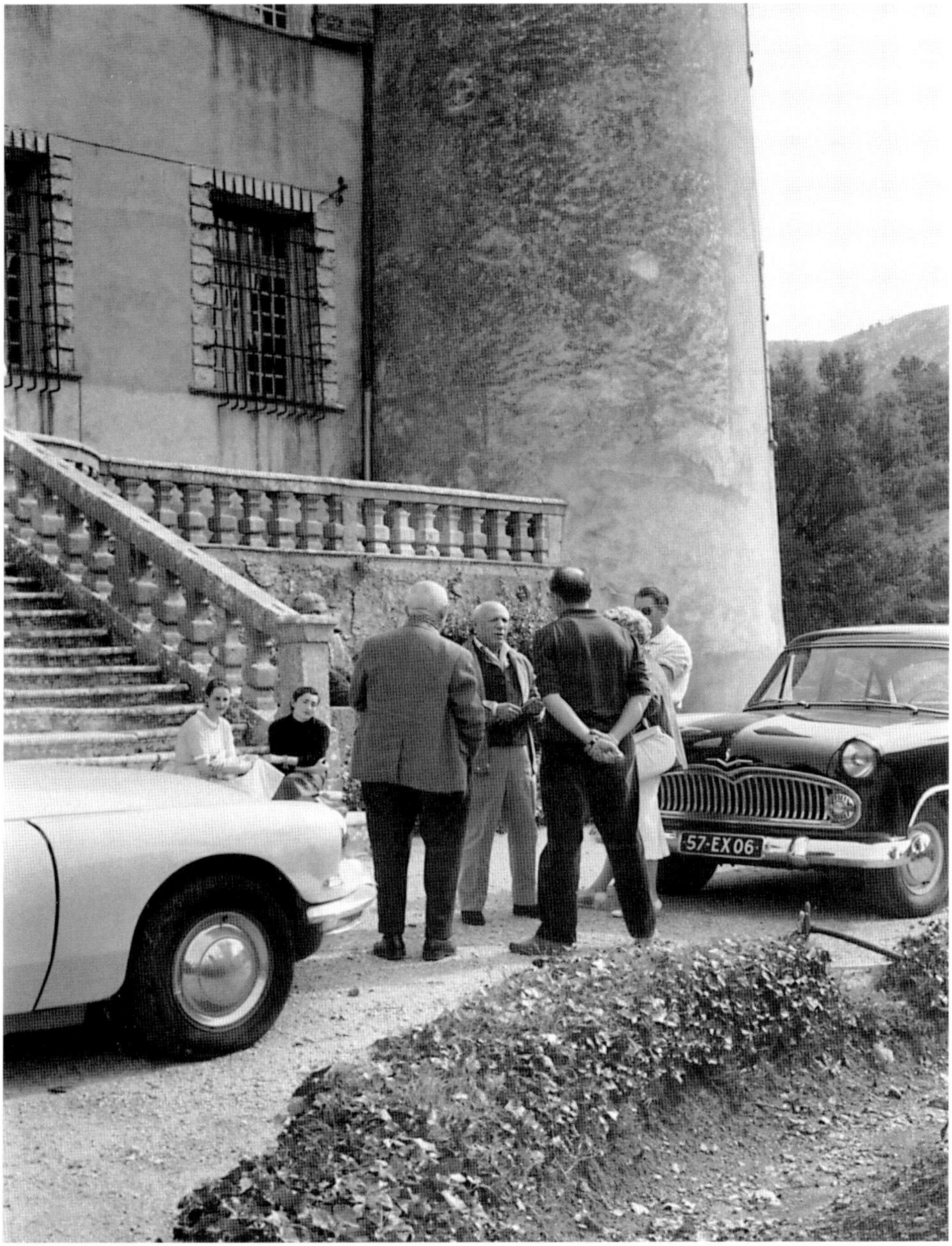

Vauvenargues, 3. Oktober 1958; Picasso und Kahnweiler, im Hintergrund Jacqueline und A. R.

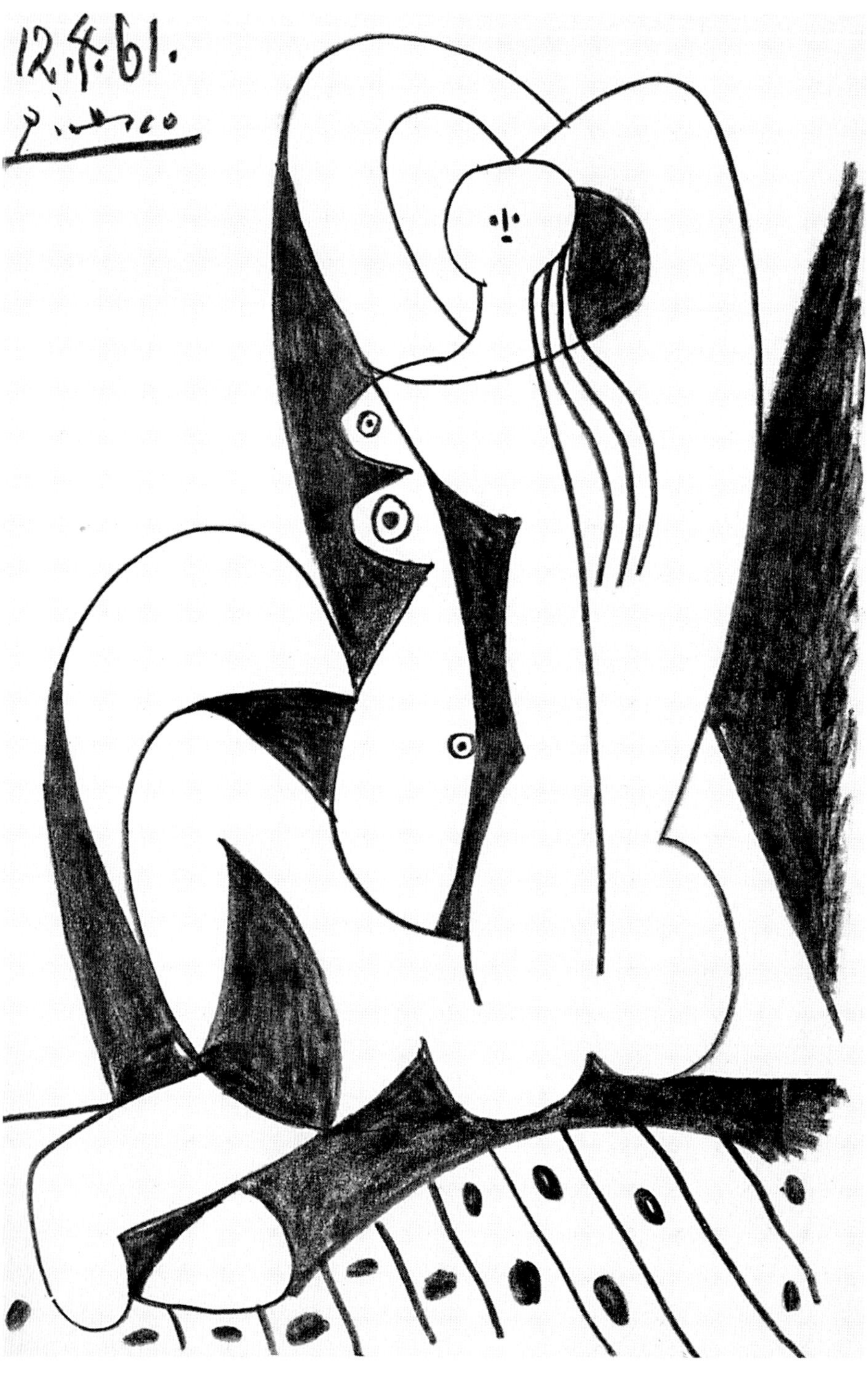

Bleistiftzeichnung
für den Katalog-Umschlag unserer
Picasso-Ausstellung Sommer 1961

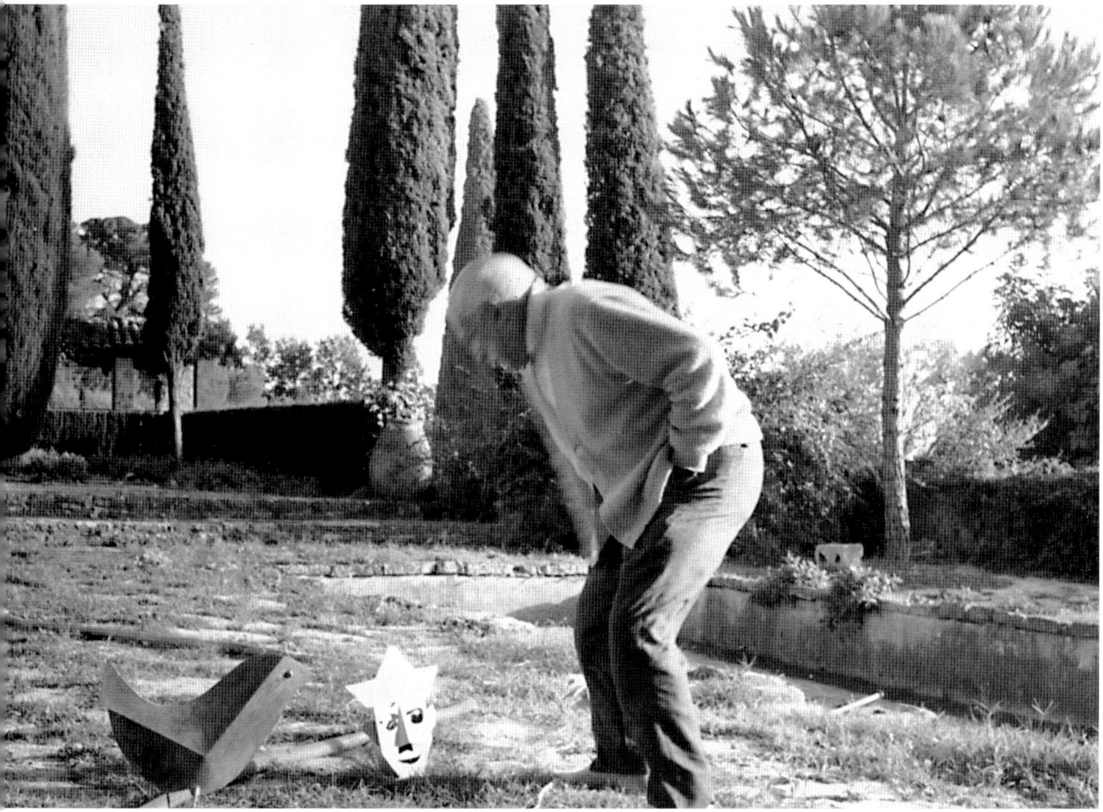

Garten der
la «Notre-Dame de Vie»
ougins, Oktober 1961

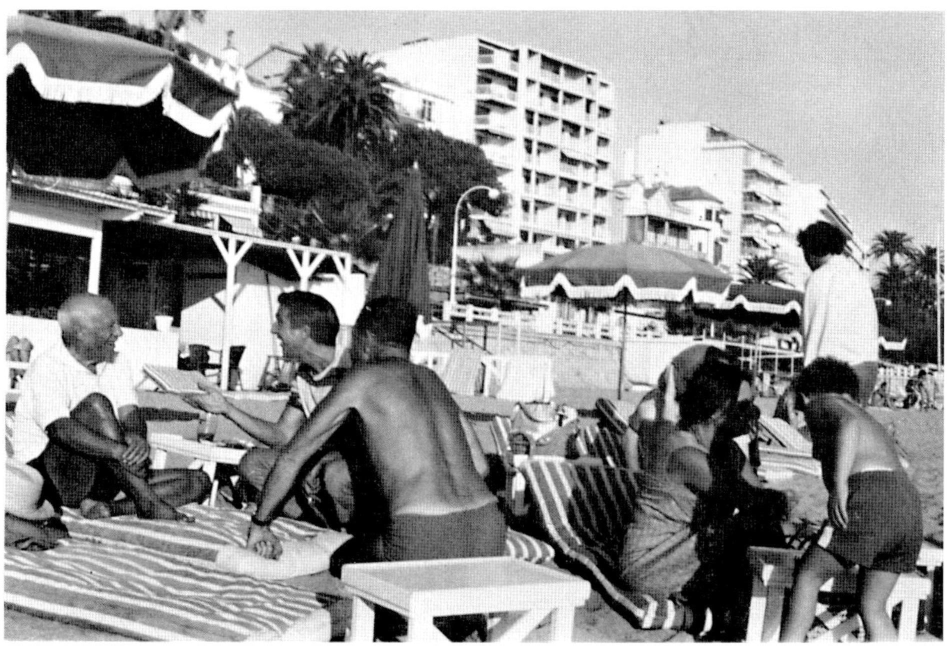

asso mit Vilato und Marcel Duhamel
Strand von Cannes, Oktober 1962

alles verwahrlost, Wände voller Wasserflecken — aber herrlich proportionierte, grosse, hohe Räume: das ist, was er braucht. «Qu'est-ce que je ferai ici...» — «En tout cas, l'Epoque de Vauvenargues!» scherzt mein Vater.

Wenig später ist Picasso eingezogen, ohne viel arrangieren zu lassen. Die Bilder, die dort, in dieser viel herberen Umgebung entstehen, haben einen völlig anderen Charakter als die Werke vor und nach dieser Zeit, alles schwerer, dunklere Farben, eine fast altmeisterliche Rot-Grün-Kombination, die später nicht mehr wiederkehrt.

Er bleibt nie lange in Vauvenargues, kommt immer wieder an die lichtvollere Côte d'Azur zurück, nach etwa zwei Jahren definitiv. Inzwischen hat er — verärgert wegen eines unmittelbar vor der «Californie» erstellten Riesenwohnblocks — in Mougins, nördlich von Cannes, den Landsitz «Notre-Dame de Vie» erworben, seine letzte Bleibe. Das Haus liegt eingebettet in einer an die Toscana erinnernden Hügellandschaft, den weiten Blick über das Meer und Esterel-Gebirge hält er in einer Reihe von Bildern fest. Jacqueline baut um für ihn, schafft grosse Ateliers. Picasso scheint glücklich dort, ausgeglichen, zugänglicher auch. Häufiger hören wir jetzt Jacquelines Bescheid am Telefon: Pablo lässt euch fragen, ob ihr um 3 Uhr kommen wollt...

Eines Tages, im Oktober 1963 — wir hatten vorher schon einige Nachmittage mit ihm verbracht, zusammen neue Bilder ausgewählt — sieht er mich plötzlich lange und scharf an: «Warum behalte ich Sie eigentlich nicht hier als Modell!» Und zu Jacqueline gewendet: «Elle est belle, n'est-ce pas? — Vielleicht habe ich unrecht, und andere finden sie gar nicht schön, aber *ich* finde sie schön!» Jacqueline lacht: «Aber Pablo, wenn du ein Kompliment machst, dann verdirb es doch nicht wieder durch solche Zusätze!»

Er holt eine grosse Linolplatte, meint, ein Portrait in Linol hätte er doch von mir noch nie gemacht. Wir gehen in einen Raum mit riesigen Fenstern, durch die die Olivenbäume beinahe ins Zimmer wachsen, und Picasso fängt an zu arbeiten. Mit Kohle zeichnet er auf die rostrote Platte. Zuerst mein Gesicht von vorne, dann — als ich den Kopf kurz nach meinem Vater wende, der vom Nebenzimmer aus wieder Fotos macht — von Neuem beginnend, im Profil. Nach einiger Zeit nimmt er den Grabstichel, zieht Linien in die Platte, feine, weitgeschwungene Linien, ohne abzusetzen (was eine ungeheure Muskelkraft und Sicherheit erfordern musste). An der Bewegung erkenne ich, wie er an den Spiralen meines Colliers arbeitet. Wiederum hatten ihn die Spiralen fasziniert – er neckt mich: «Ich habe das Portrait nur wegen der Halskette gemacht!» – Es wird langsam dunkel, ich habe das Gefühl, stundenlang gesessen zu sein… Plötzlich ruft er uns zu sich: Die Gravur war vollendet! Obwohl es schon spät ist, bittet er uns, die Platte noch zu Arnera nach Vallauris zu bringen, damit in der Druckerei sofort Abzüge gemacht würden, und zwar in der neuen Art, an der er eben experimentiert. Als wir am nächsten Tag nach Mougins kommen, werden wir von Picasso in das Mysterium der neuen Technik («La cérémonie de la baignoire», wie Jacqueline es nannte) eingeweiht. Er führt uns in das Badezimmer neben seinem Atelier, er und Jacqueline legen lange Frotté-Mäntel an, und Picasso beginnt, die nur weiss bedruckten Blätter mit Tusche und Pinsel zu bearbeiten. Langsam zeigen sich die bisher fast unsichtbaren Konturen des Portraits, denn die auf dem Abzug von der Druckfarbe unbedeckt gebliebenen Linien des Linolschnittes saugen die Tusche auf, die weisse fettige Fläche dagegen stösst sie ab. Picasso hatte die Möglichkeit, jeden Abzug verschieden zu gestalten, Linien durch stärkeres oder verdünntes Auftragen der Tusche hervor- oder zurücktreten zu lassen.

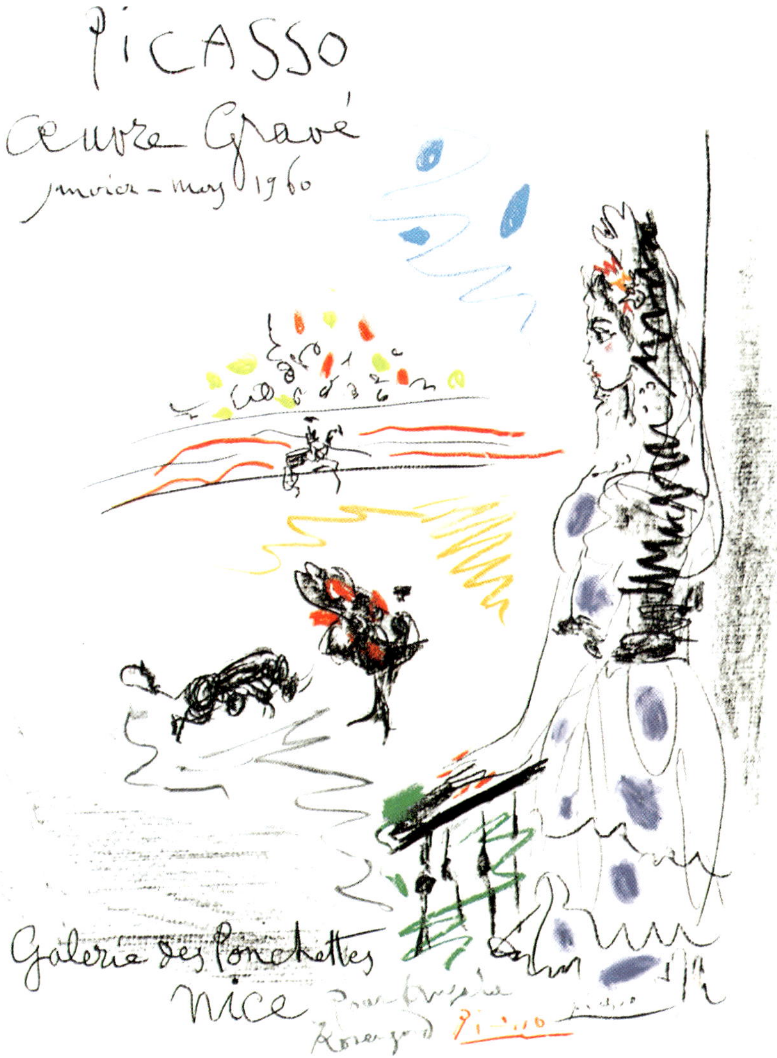

Lithographie für eine Graphik-Ausstellung, von Picasso für A. R. koloriert

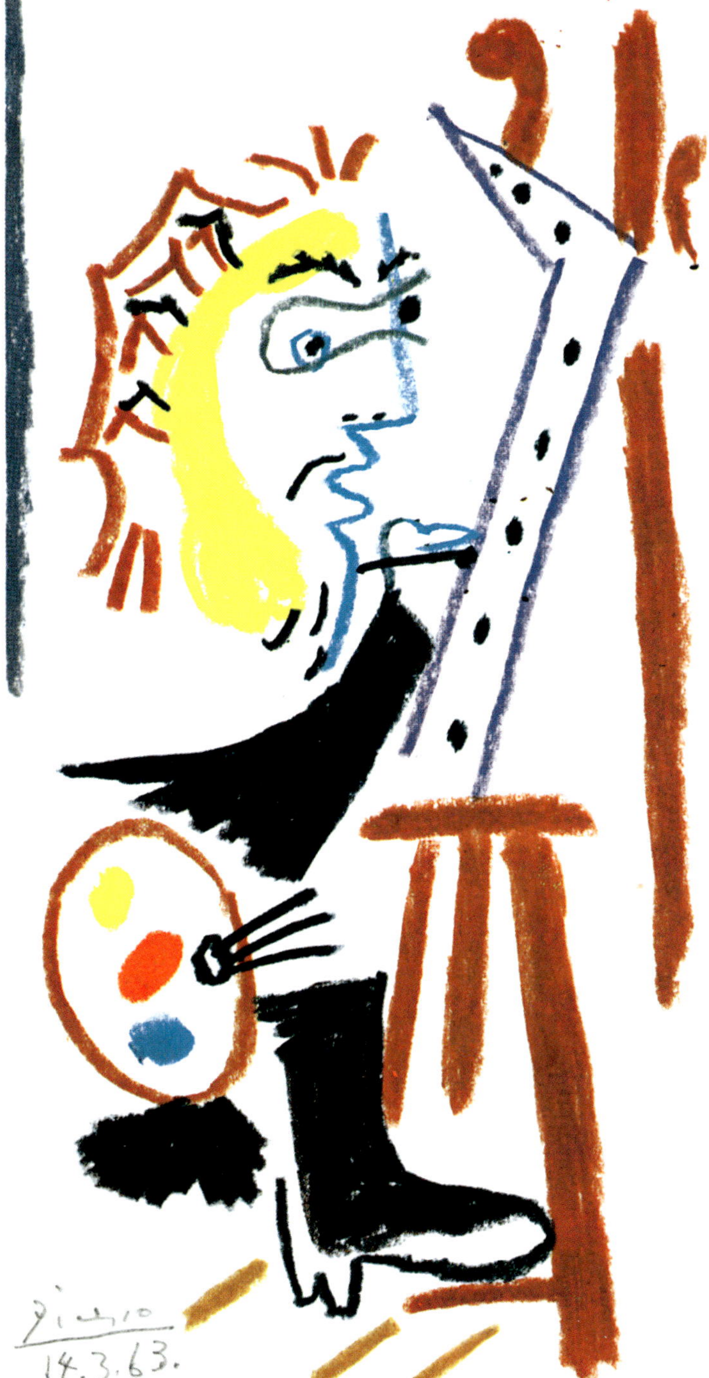

Farbstiftzeichnung für den Katalog-Umschlag
unserer Picasso-Ausstellung Sommer 1963

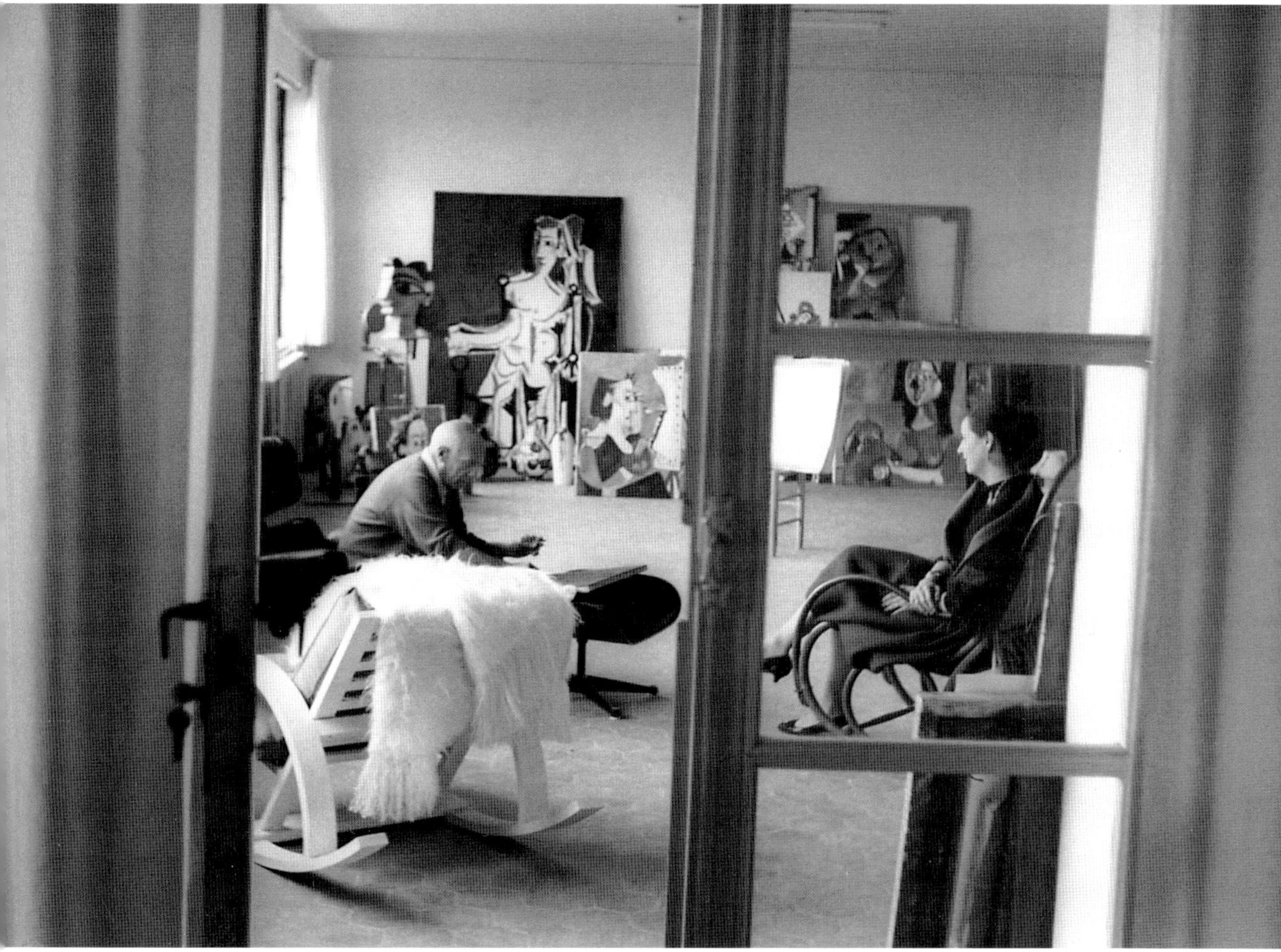

asso beim Portraitieren von A. R., Mougins, 29. Oktober 1963

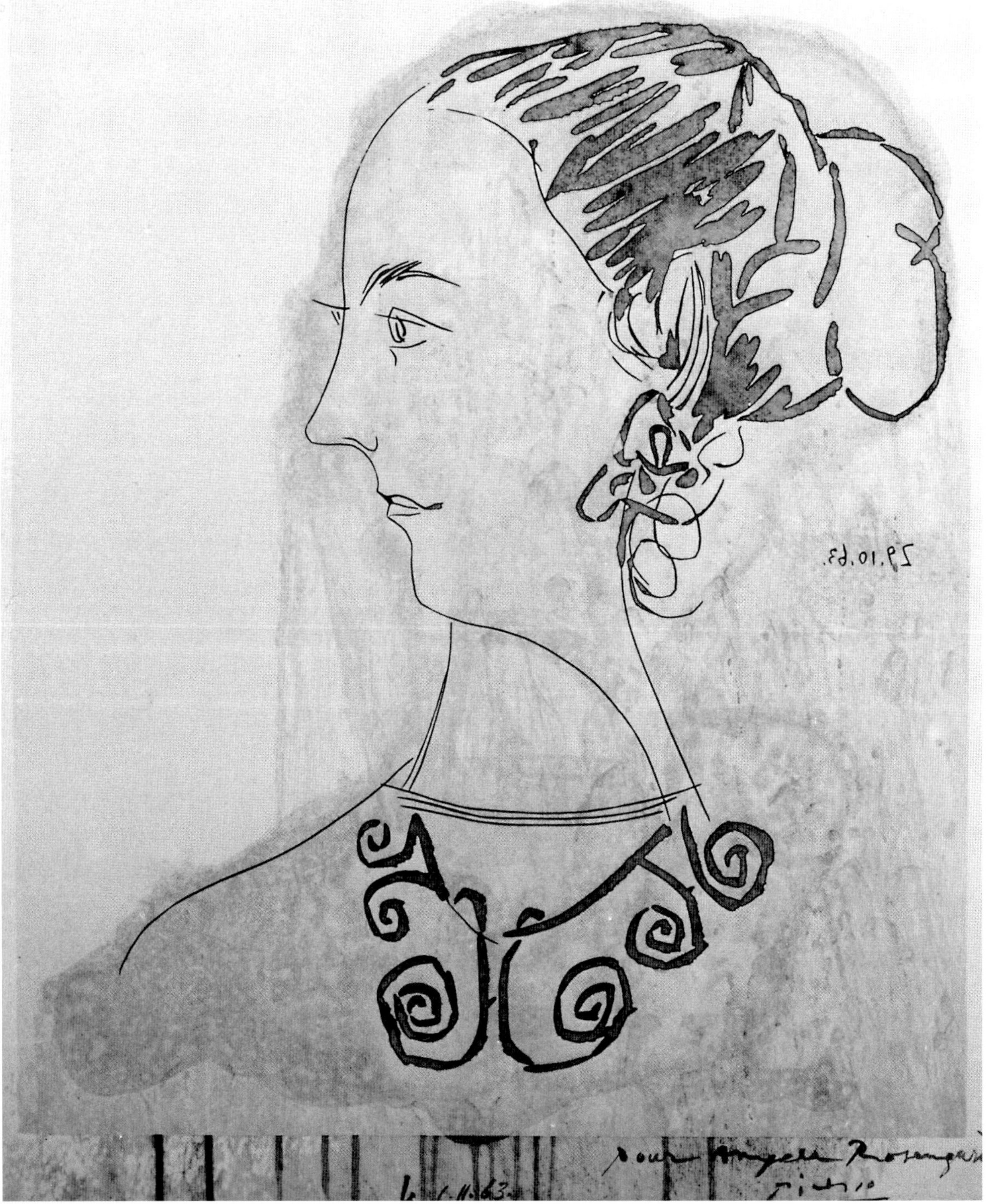
pour Angela Rosengart
Picasso
le 1.11.63.

'ortrait A. R.
.inolschnitt, 29. Oktober 1963

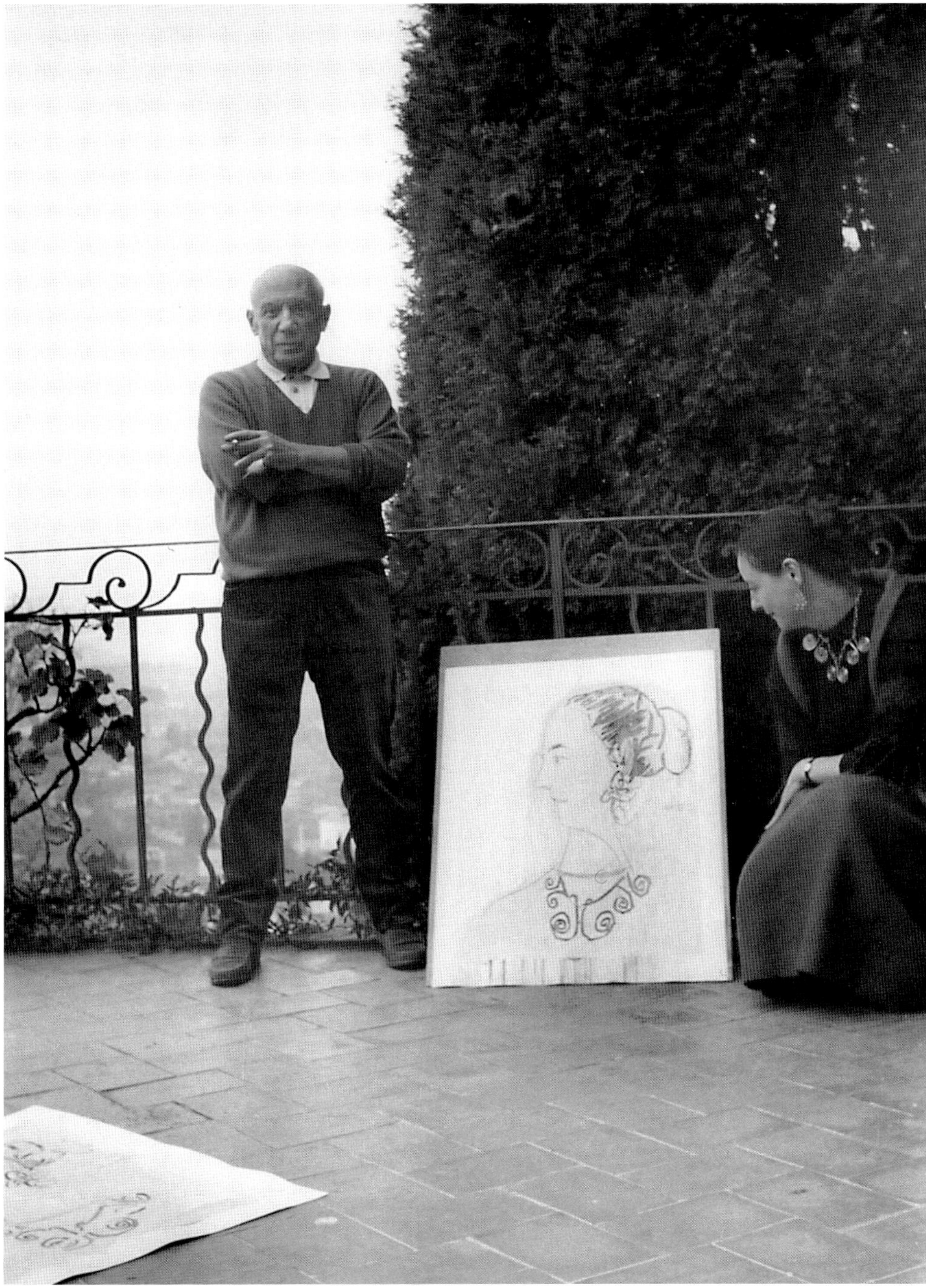

Auf der Terrasse
der Villa «Notre-Dame de Vie»
Mougins, 1. November 1963

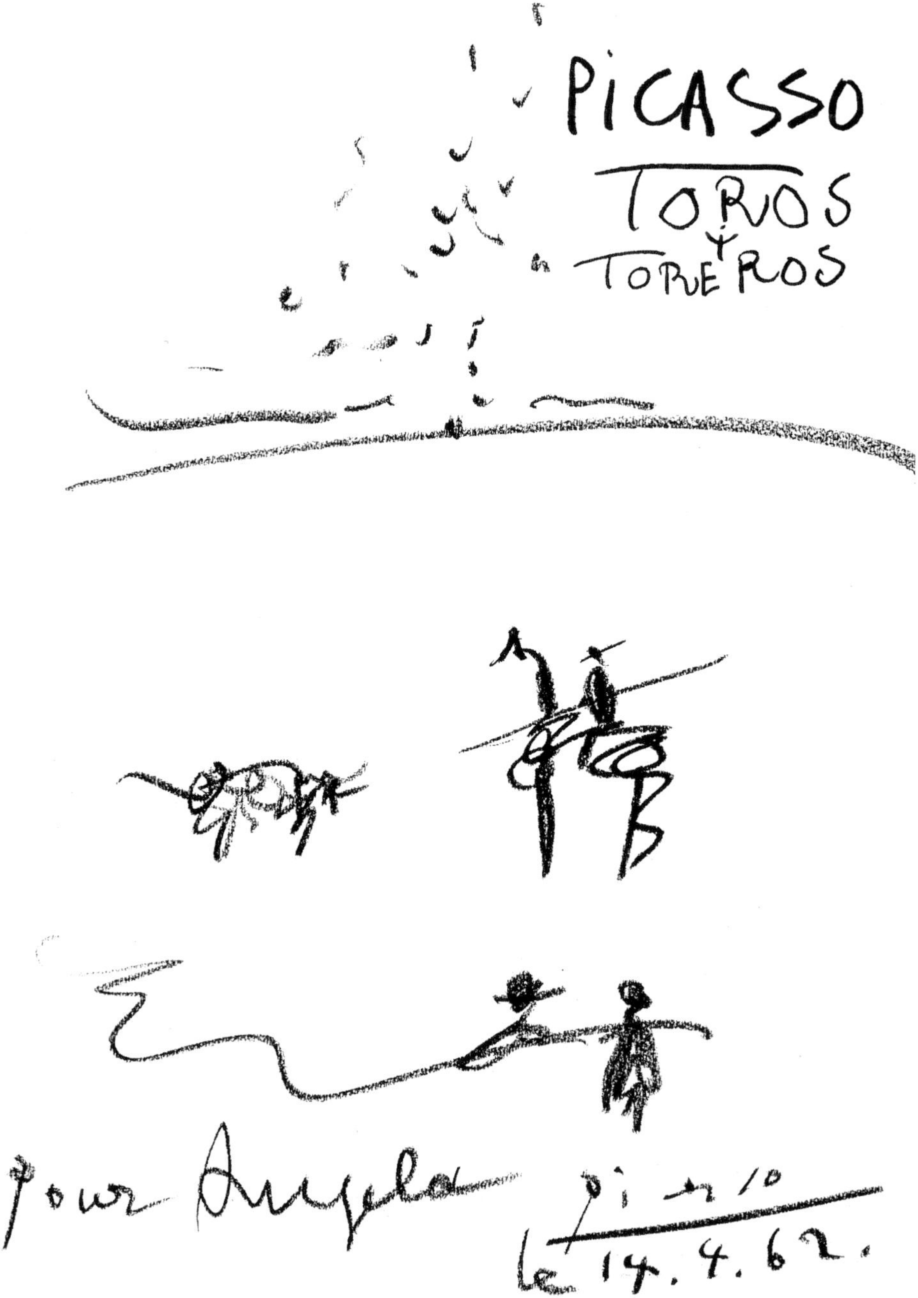

Kreidezeichnung im Buch
«Picasso – Toros y Toreros»

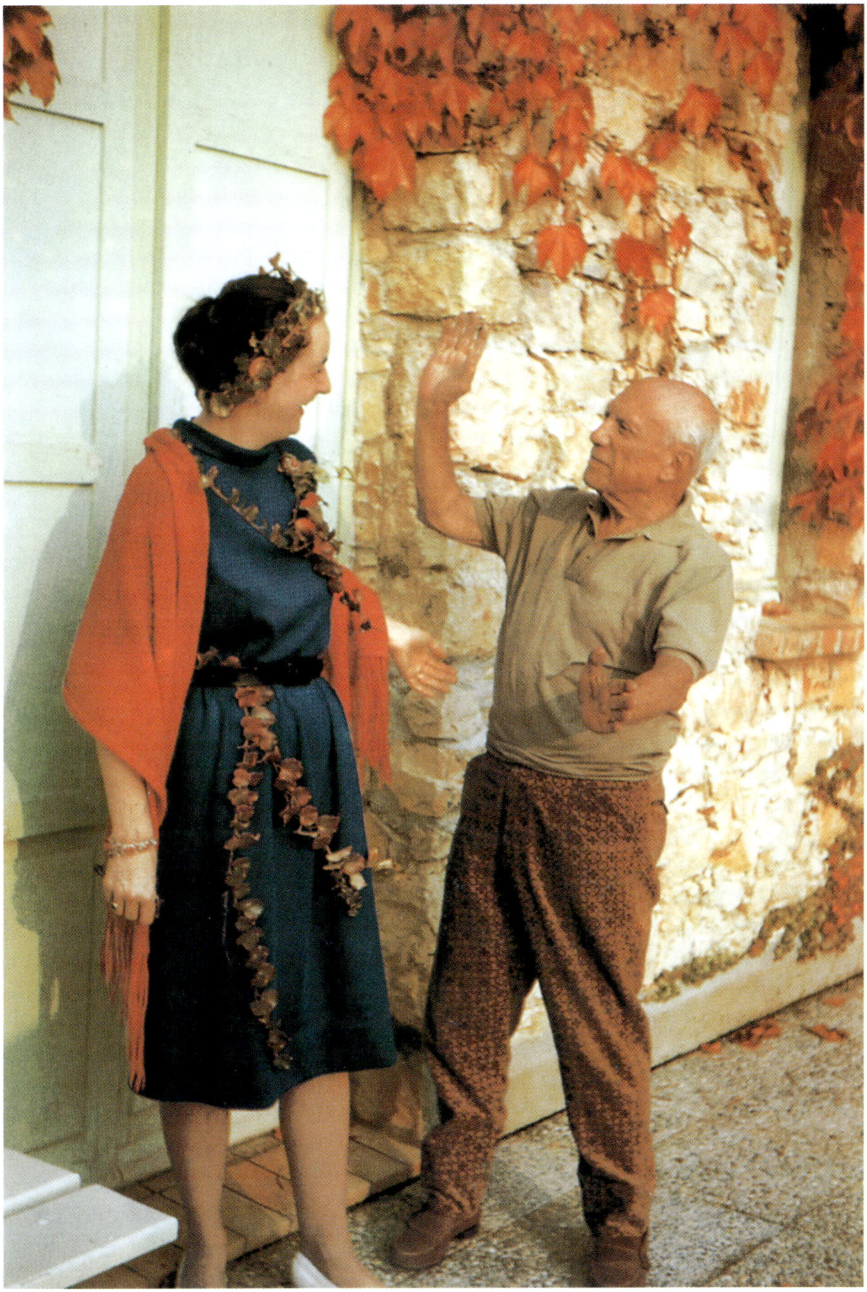

Von Picasso bekränzt. Mougins, Oktober 1963. Foto Jacqueline Picasso

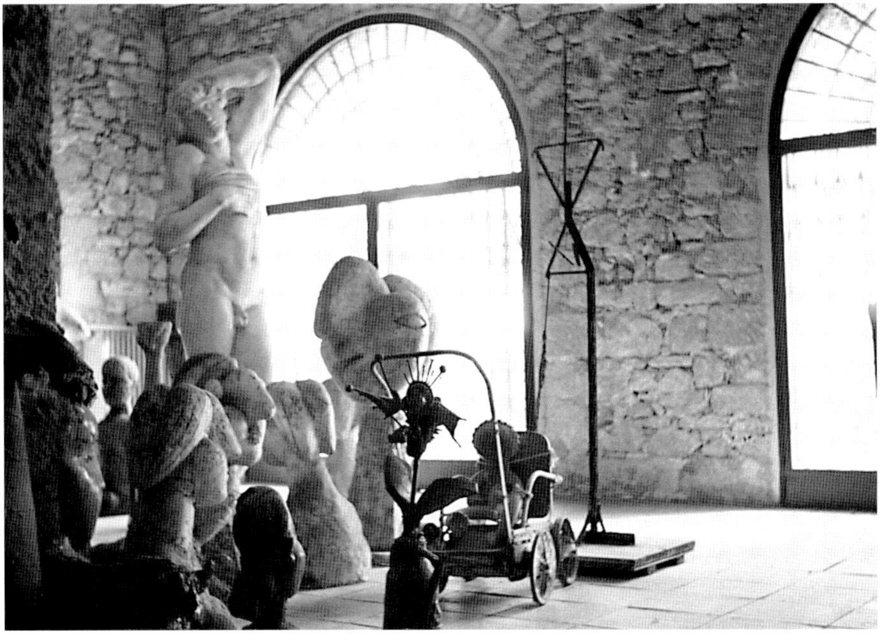

Skulpturen Picassos und ein Michelangelo-Abguss im Keller der Villa «Notre-Dame de Vie»

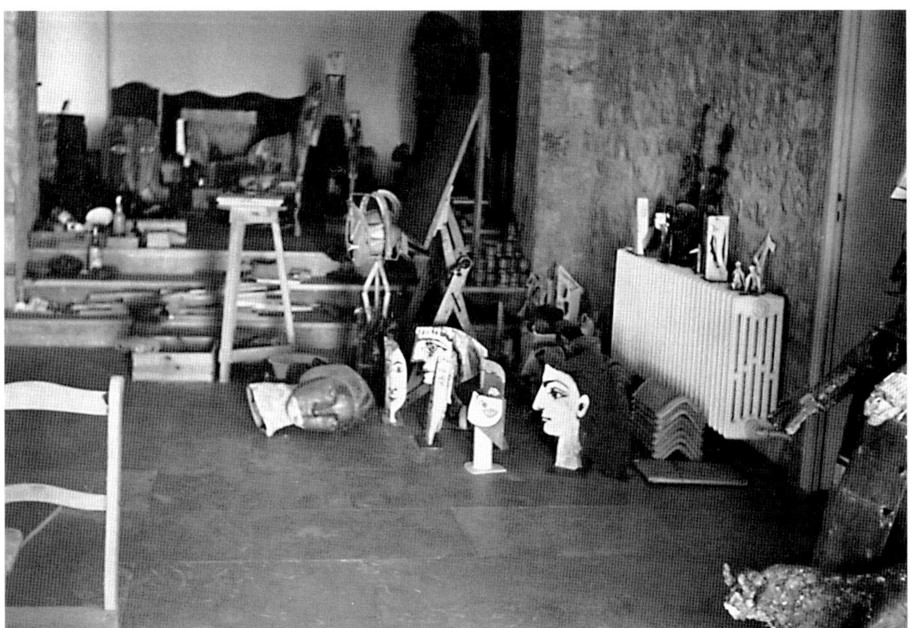

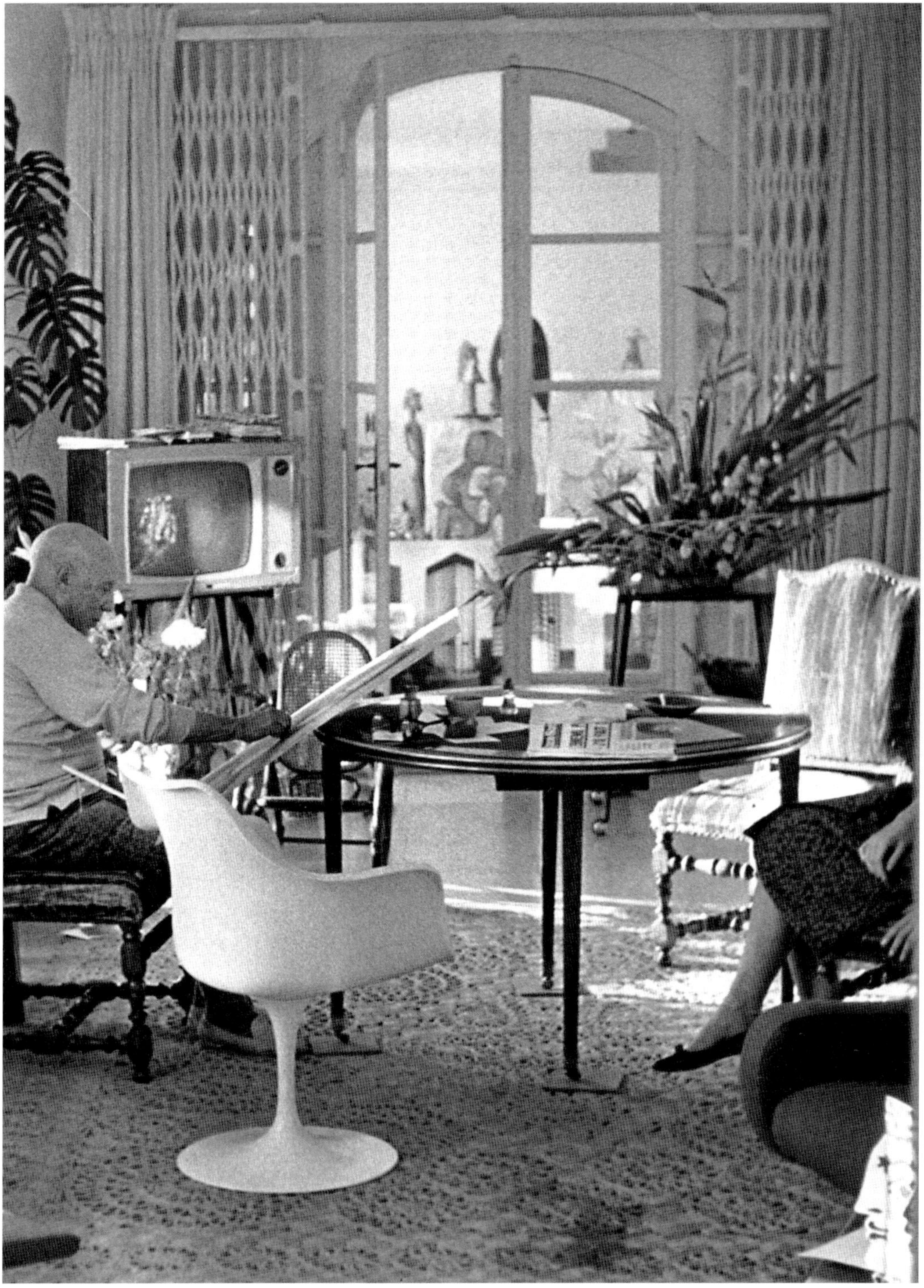

29. Oktober 1964

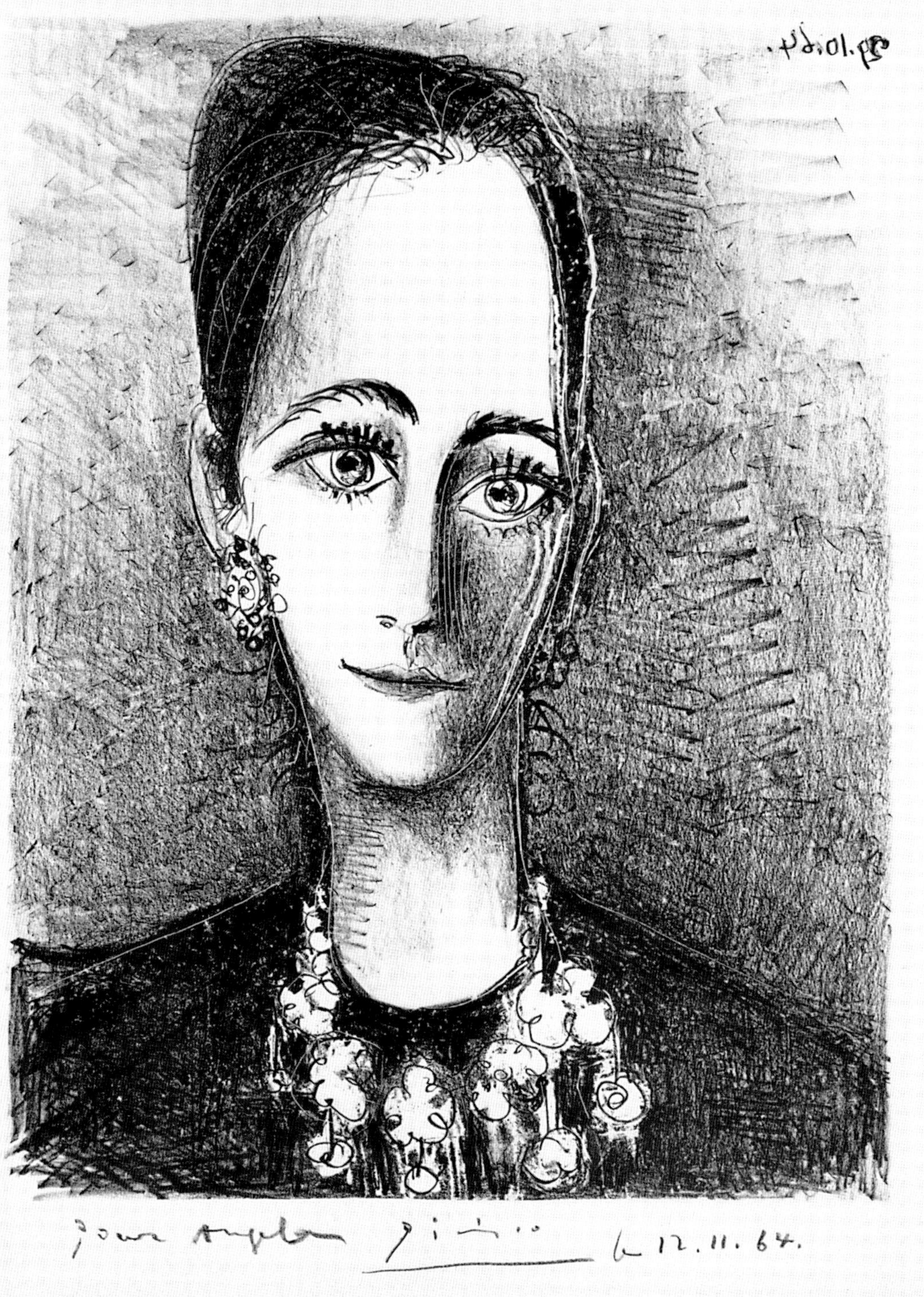

Portrait A. R.
Lithographie
29. Oktober 1964

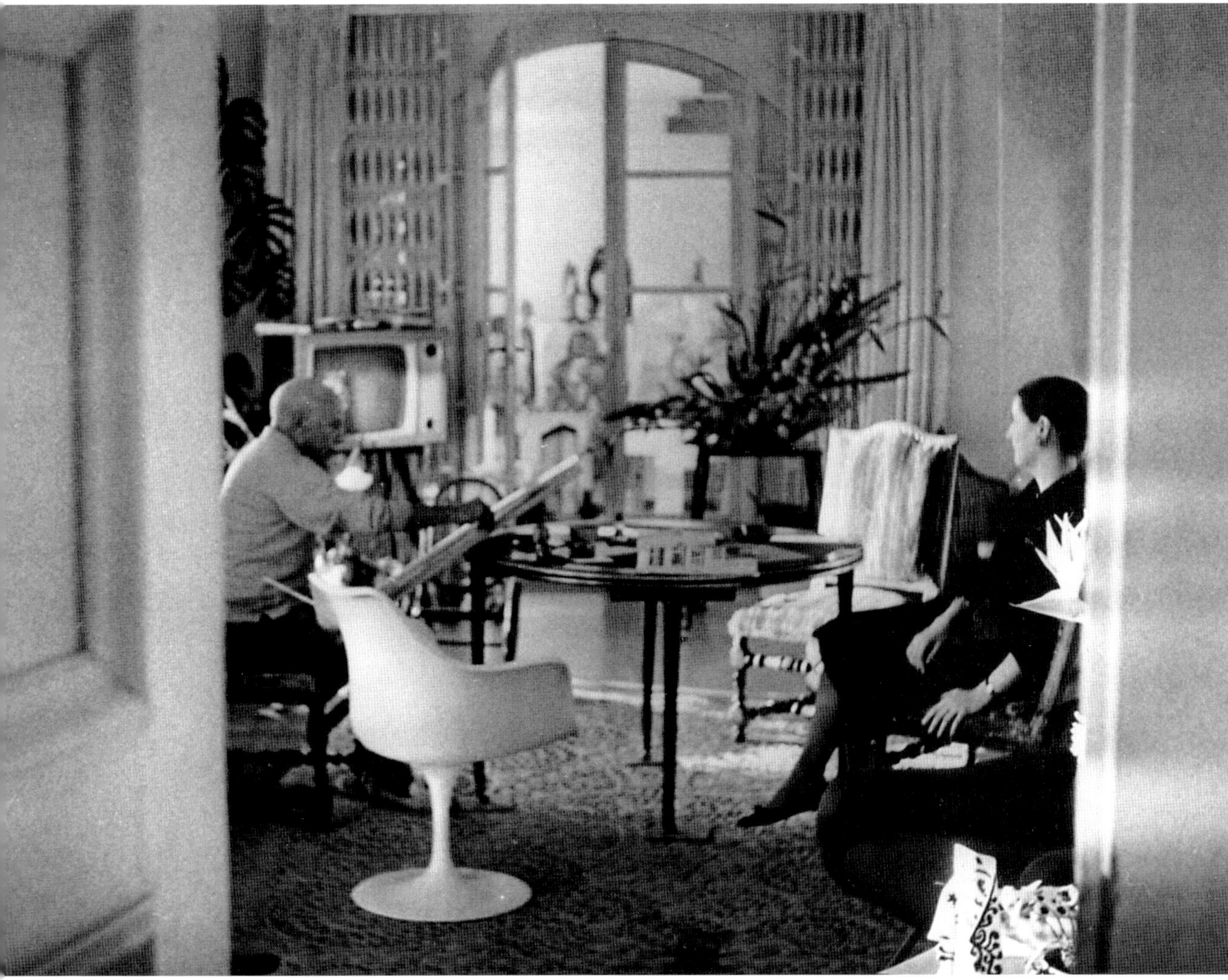

so beim Portraitieren von A. R., Mougins, 29. Oktober 1964

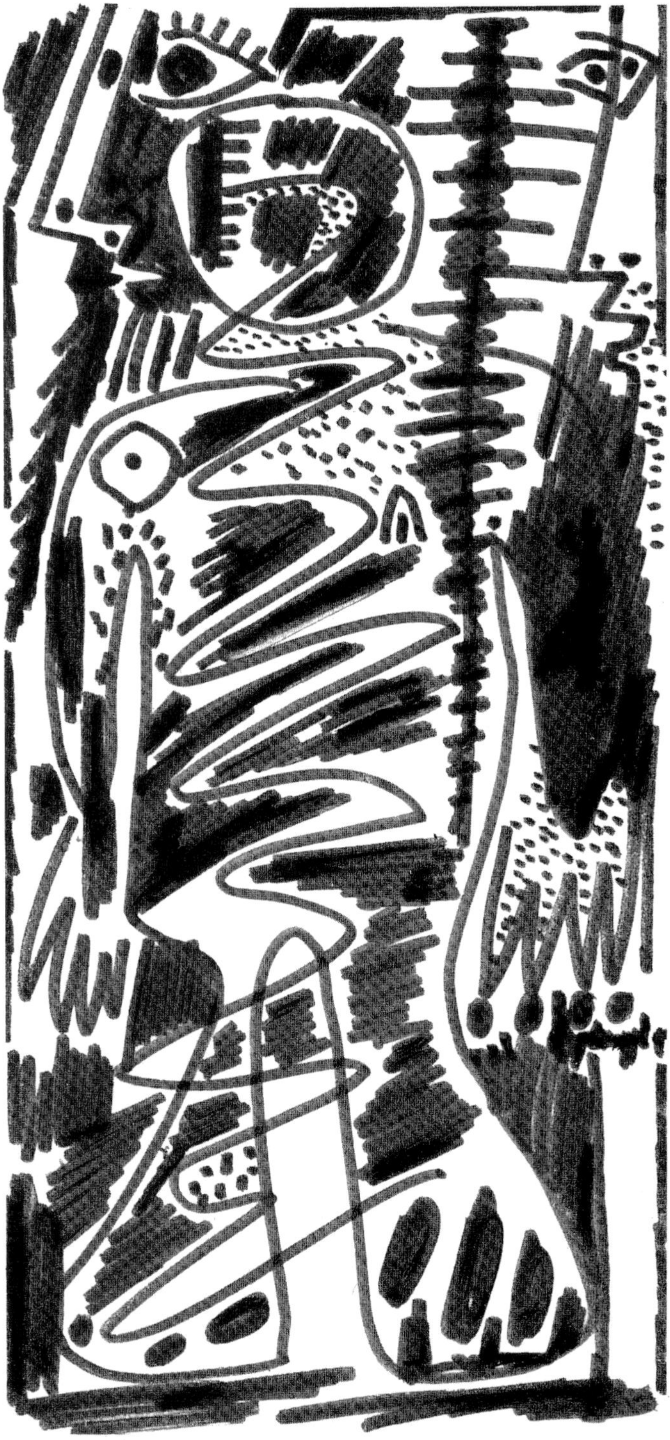

18. April 1966
Filzstiftzeichnung für den Katalog-Umschlag
unserer Picasso-Ausstellung Sommer 1966

Die auf der weissbedruckten Fläche in Perlen sich sammelnde Tusche spülte er über der Badewanne mit der Dusche ab und hing das Blatt an eine Wäscheleine zum Trocknen... Alles mit Hilfe von Jacqueline, die auf seine Veranlassung auch selbst liebevoll einen der Abzüge einfärbte, wobei, wie Picasso halb belustigt eingestand, ihr die reizvollste Version gelang! Auf unsere amüsierte Frage: «Est-ce que ça c'est encore une œuvre originale» entgegnete sie mit ihrem bezaubernden Witz: «Non, plutôt conjugale!»
Als wir ihn im nächsten Herbst wieder besuchen, erkundigt sich Picasso, der stets alles wissen will, eingehend, ob ich das Portrait immer noch schön fände, ob es meiner Mutter gefallen habe, wie es gerahmt sei... Am 28. Oktober – wie jedes Jahr hatte sich Picasso während der Geburtstagswoche vor niemandem blicken lassen – werden wir wieder empfangen. Picasso begrüsst mich mit den verheissungsvollen Worten: «C'est bien que vous êtes là – ich möchte einmal eine Lithographie von Ihnen machen, ich habe etwas Bestimmtes im Kopf!» Am nächsten Nachmittag sind wir bei ihm. Wie beim letzten Portrait war es zufällig wieder ein 29. Oktober, was Picasso, der Daten immer mit Akribie auf seinen Werken notierte, sehr beeindruckt. Er hatte eine grosse Zinkplatte für die Lithographie bereitgestellt. Diese Sitzung wurde die wohl längste, die ich bisher erlebte. Picasso arbeitet mit ungeheurer Konzentration, ohne Unterbrechung, stundenlang. Auch diesmal hat mein Halsschmuck seine Aufmerksamkeit erregt, und er besieht ihn sich mehrmals. Als er merkt, dass ich mich schliesslich vor Anstrengung kaum mehr aufrecht im Sessel halten kann, schickt er mich zu meinem Vater ins Nebenzimmer, er brauche mich jetzt nicht mehr. Nach einiger Zeit ruft er uns herein. Ob wir das Bildnis gut fänden... Er sei sich nicht sicher... Immer wäre es das Schwierigste, zu entscheiden, ob

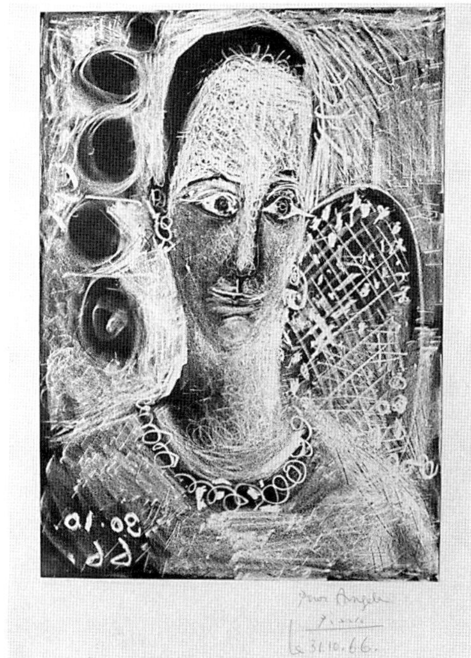

Portrait A. R., 30. Oktober 1966, Aquatinta

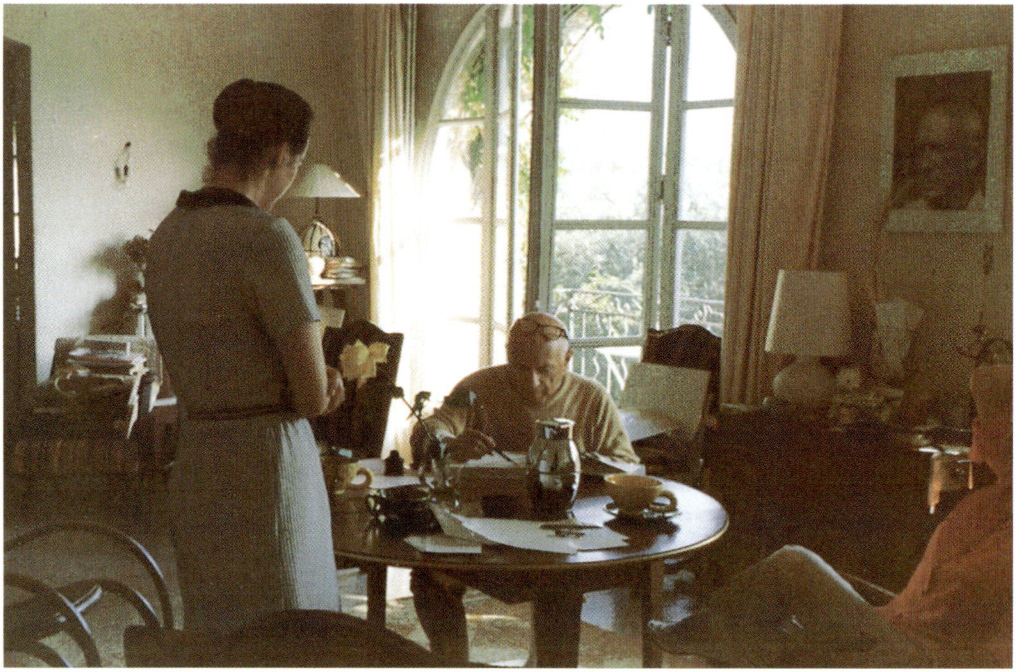

«Notre-Dame de Vie», 17. Mai 1968

ein Werk fertig sei oder nicht, ob es gut sei oder nicht – vielleicht sollte jetzt ein Abzug gemacht werden, er könne dann an der Platte weiterarbeiten; der jetzige Zustand des Bildes würde durch den Probedruck ja erhalten bleiben – ein Vorteil der Graphik gegenüber der Malerei! «Ça reste, vous savez, ça reste!» Später sprach er oftmals davon, dass er die Platte eines Tages wieder hervornehmen wolle, und in der Tat hatte er sie jahrelang am selben Platz gleich vorne neben dem Eingang stehen. Noch vor Kurzem meinte er dann allerdings, es sei doch wohl das Schönste der fünf Portraits.
Im Oktober 1966 beschäftigt Picasso eine neue, von ihm erdachte Technik, seine «Manière noire» – und ein neues Portrait entsteht! Auf eine Kupferplatte zeichnete er mit dem schwarzen Lithographierstift eine Art Negativ; beim Druck erschien dann diese Zeichnung

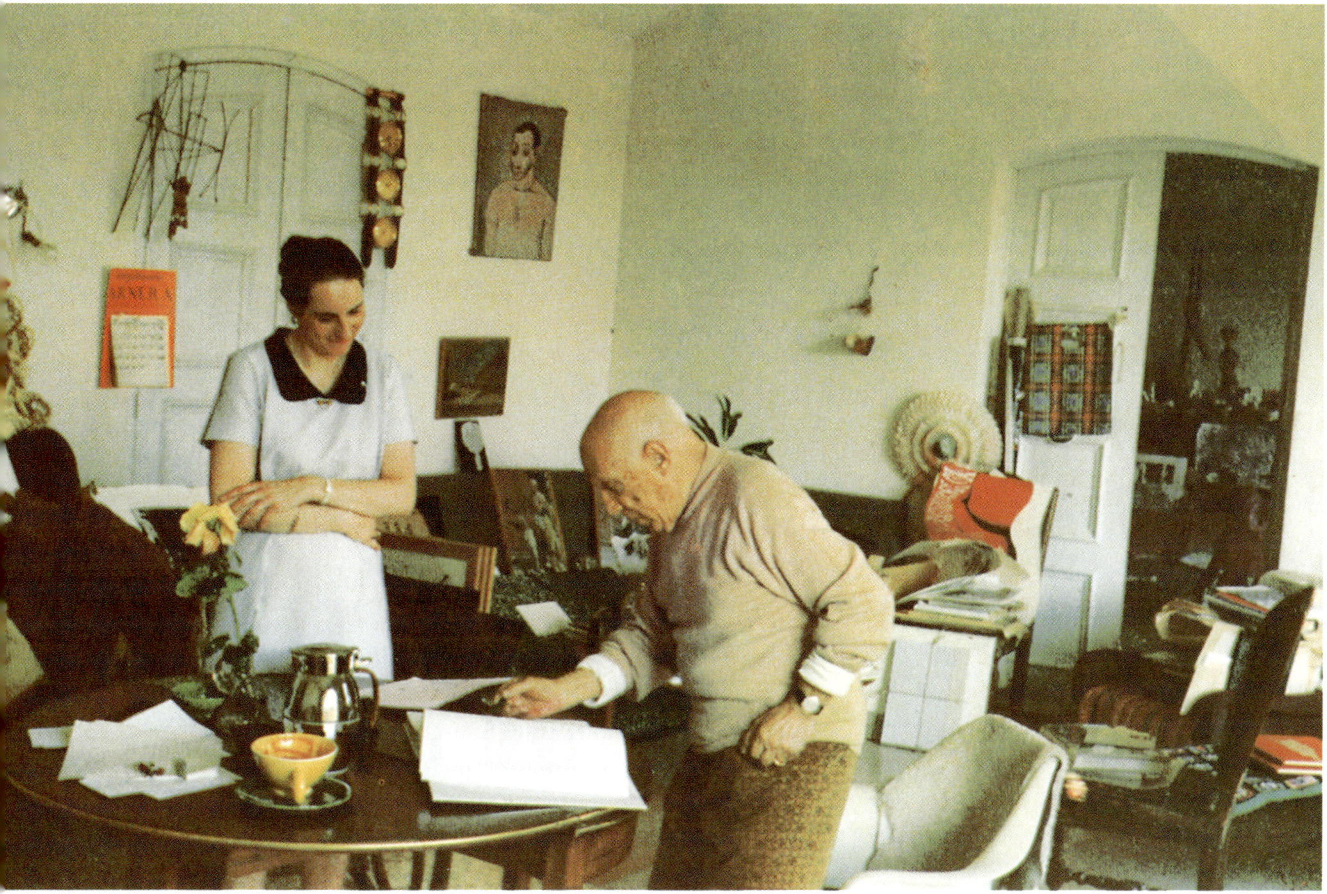

Zeichnung für A. R. entsteht

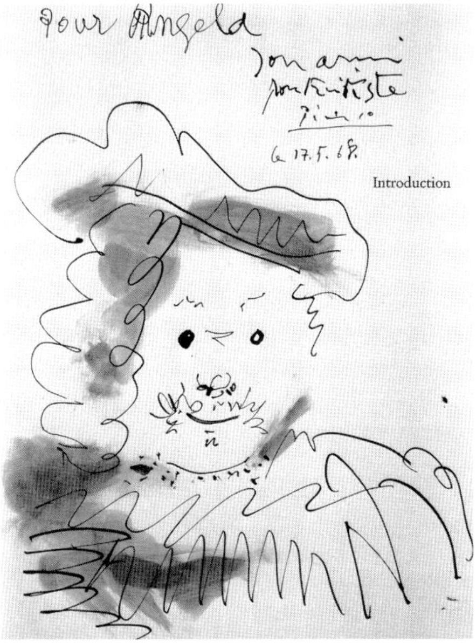

«Pour Angela, son ami portraitiste Picasso»
Tuschzeichnung in einem Buch 17. Mai 1968

weiss, das Ausgesparte jedoch schwarz; jeder Strich musste also umgesetzt gedacht, gesehen und gezeichnet werden. Die endgültige Wirkung war, gerade bei einem Portrait, wohl ungeheuer schwierig abzuschätzen. Diese Schwierigkeit aber empfand Picasso als Herausforderung: Widerstand der Materie, den es zu besiegen galt – er war völlig fasziniert davon. Obwohl es bereits 10 Uhr abends war, wurde einer der Brüder Crommelynck, die in den letzten Jahren die gesamte Graphik für ihn abzogen, noch nach «Notre-Dame de Vie» gerufen, da Picasso, wie immer, das Resultat seiner Arbeit sofort sehen wollte.

Nie verstand er, dass andere vielleicht nicht so pausenlos wie er arbeiten mochten oder konnten, und er forderte von seiner Umgebung ebenso viel wie von sich selbst. Als Jacqueline ihn einmal darauf aufmerksam macht, dass der Chauffeur, der für ihn etwas besorgen sollte, seinen freien Tag hätte, ist er ganz erstaunt: «Habe *ich* etwa einen freien Tag?!» ... Für ihn sind Arbeit und Leben eins. Einmal, ein seltenes Ereignis, zeigt er uns seine frühen Bilder; wir lösen einander im Vorzeigen ab, Picasso, Jacqueline, wir, der Fotograf Duncan (der hier in der «Californie» an seinem Buch «Les Picasso de Picasso» arbeitet). Eine unendliche Reihe herrlicher Werke, fast unmöglich, alles in sich aufzunehmen. Nach einigen Stunden entschuldigen wir uns, ihn so lange von der Arbeit abzuhalten. Picasso wehrt ab: «Ich arbeite auch, indem ich mir meine alten Bilder wieder ansehe!» – Als wir mit ihm über seine

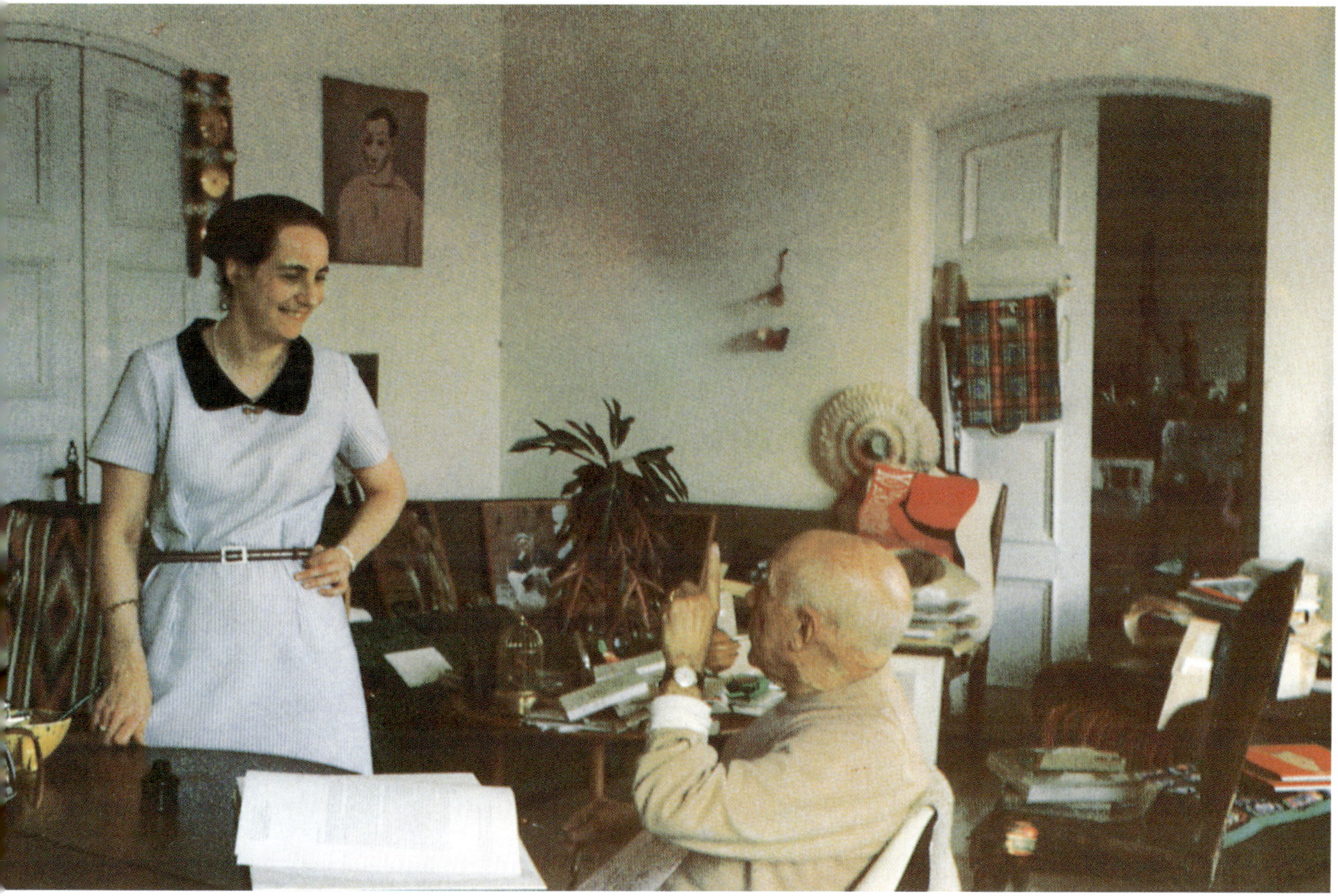

otre-Dame de Vie», 17. Mai 1968

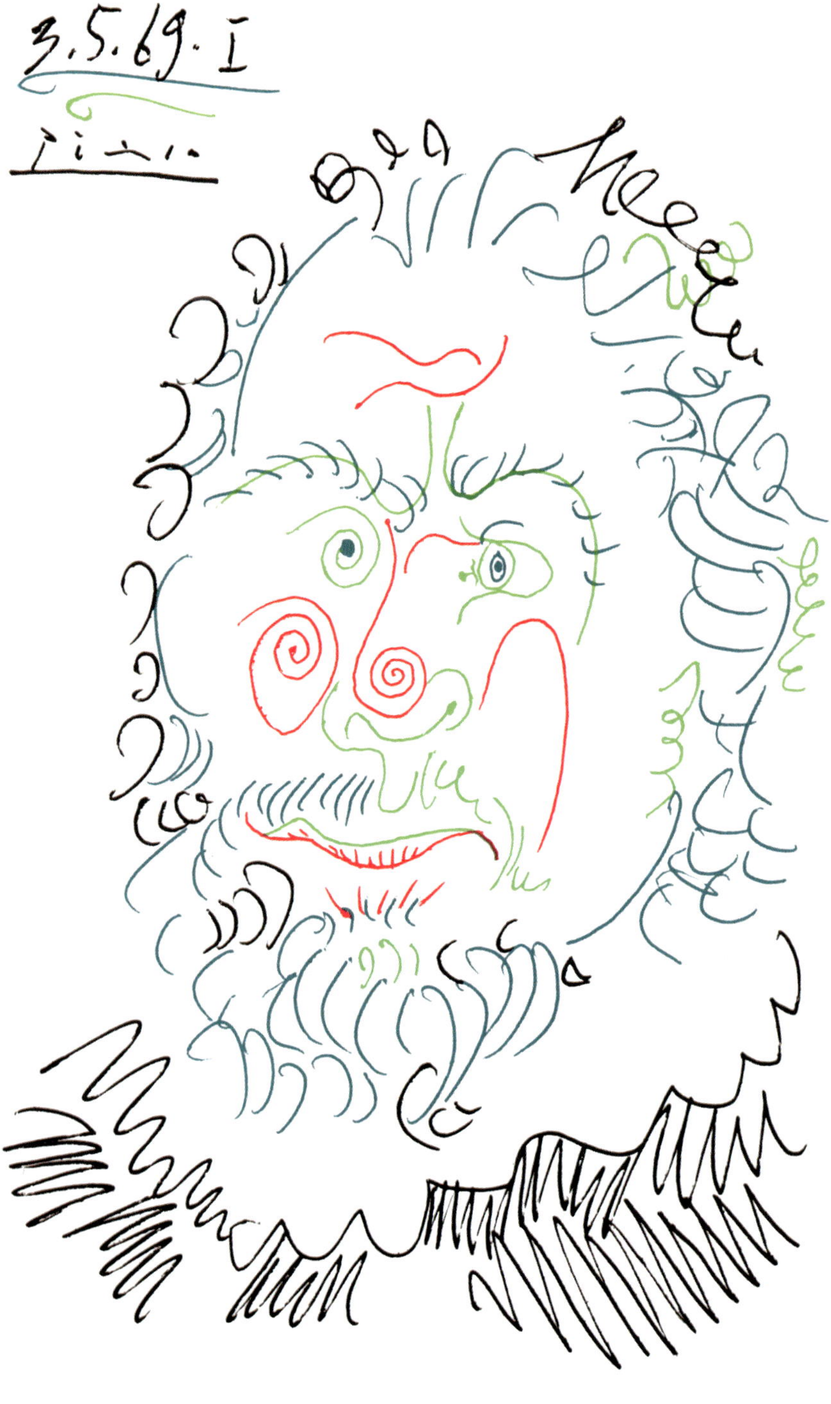

Kugelschreiber-Zeichnung für
den Katalog-Umschlag unserer
Picasso-Ausstellung Sommer 1969

grossartige Ausstellung im Palazzo Reale in Mailand sprechen und aus seinen Reaktionen spüren, dass er sie gar nicht gesehen hat, meint er hingegen: «Warum denn, ich kenne doch meine Bilder!»

Eines Tages, im Oktober 1957, führt er uns, zusammen mit Roland Penrose, in das berühmt gewordene Atelier mit dem Taubenschlag in der «Californie», zeigt uns seine neuesten Bilder, die Serie nach den «Meninas» von Velasquez. Er stellt jedes Bild in einen schönen spanischen Rahmen, um die Wirkung zu prüfen und freut sich, dass die Bilder der Gewichtigkeit des alten Rahmens standhalten. Besucher waren ihm wohl auch Anlass, seine Werke mit anderen Augen zu betrachten. Er beklagte sich zwar immer, man lasse ihn nicht arbeiten, brauchte aber dennoch das Gespräch mit Freunden. (Vielleicht auch das jungenhaft Ausgelassene, wie wir es anlässlich eines Besuches von Arthur Rubinstein bei ihm erlebten...) Im Mai 1968, als der Generalstreik in Frankreich Besuche und Telefonanrufe verunmöglichte, war er so erfreut über unser – unangemeldetes! – Kommen, dass er uns zu bleiben aufforderte, obwohl er mitten in der Arbeit an einer Radierung war. Er fuhr damit fort, wir beobachteten über den grossen Tisch hinweg die Bewegungen seiner Hand auf der Kupferplatte, kreisende Bewegungen, aus denen man sich kein Bild von der entstehenden Darstellung machen konnte. Mit einem Mal ist alles da: eine Frauenraubszene, die Radierung Nr. 105 aus der später in aller Welt gezeigten Serie der «347 Gravures 1968» – eine Anzahl, die selbst er mit einem gewissen Stolz als Leistung empfindet – selbst er, der unermüdlich Schaffende, der lachend eingesteht «Vous savez, je suis *mangeur* de papier», als wir einmal

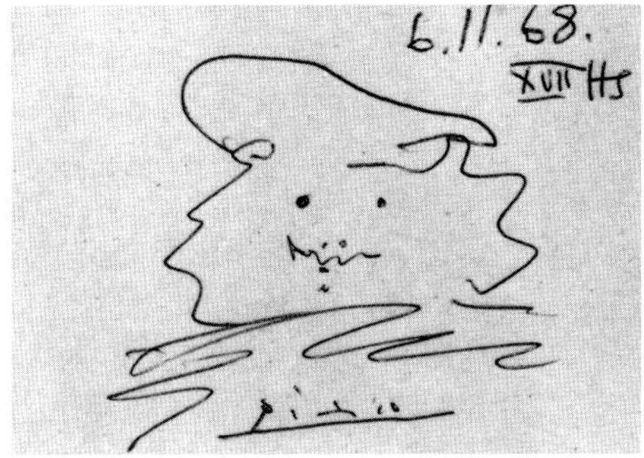

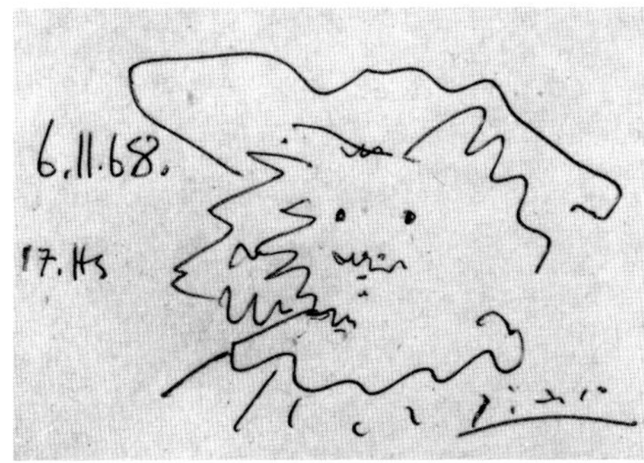

Zwei Zeichnungen als «Eintrittsbillets» für 6. November 1968 17 Uhr

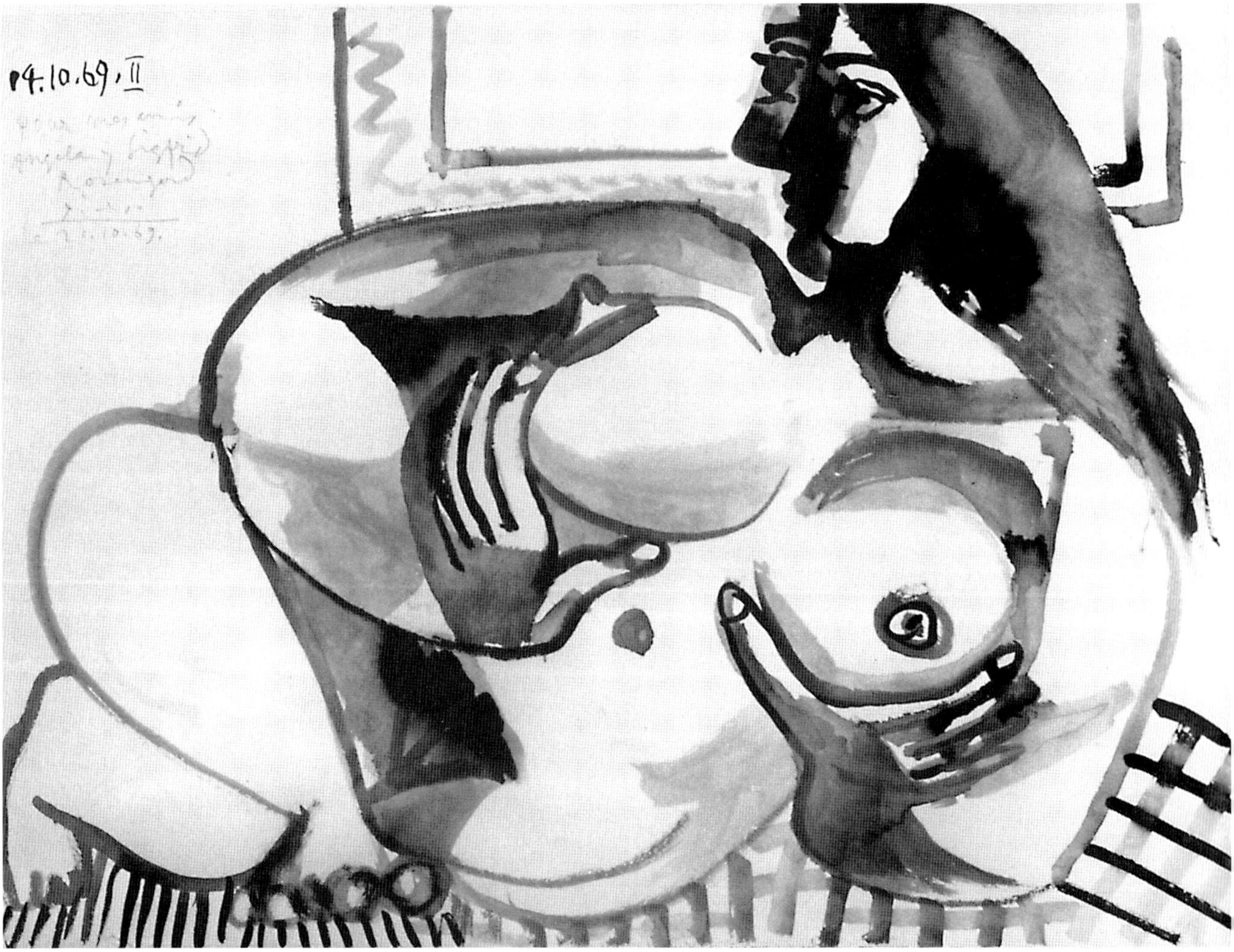

Tuschpinselzeichnung, 14. Oktober 1969

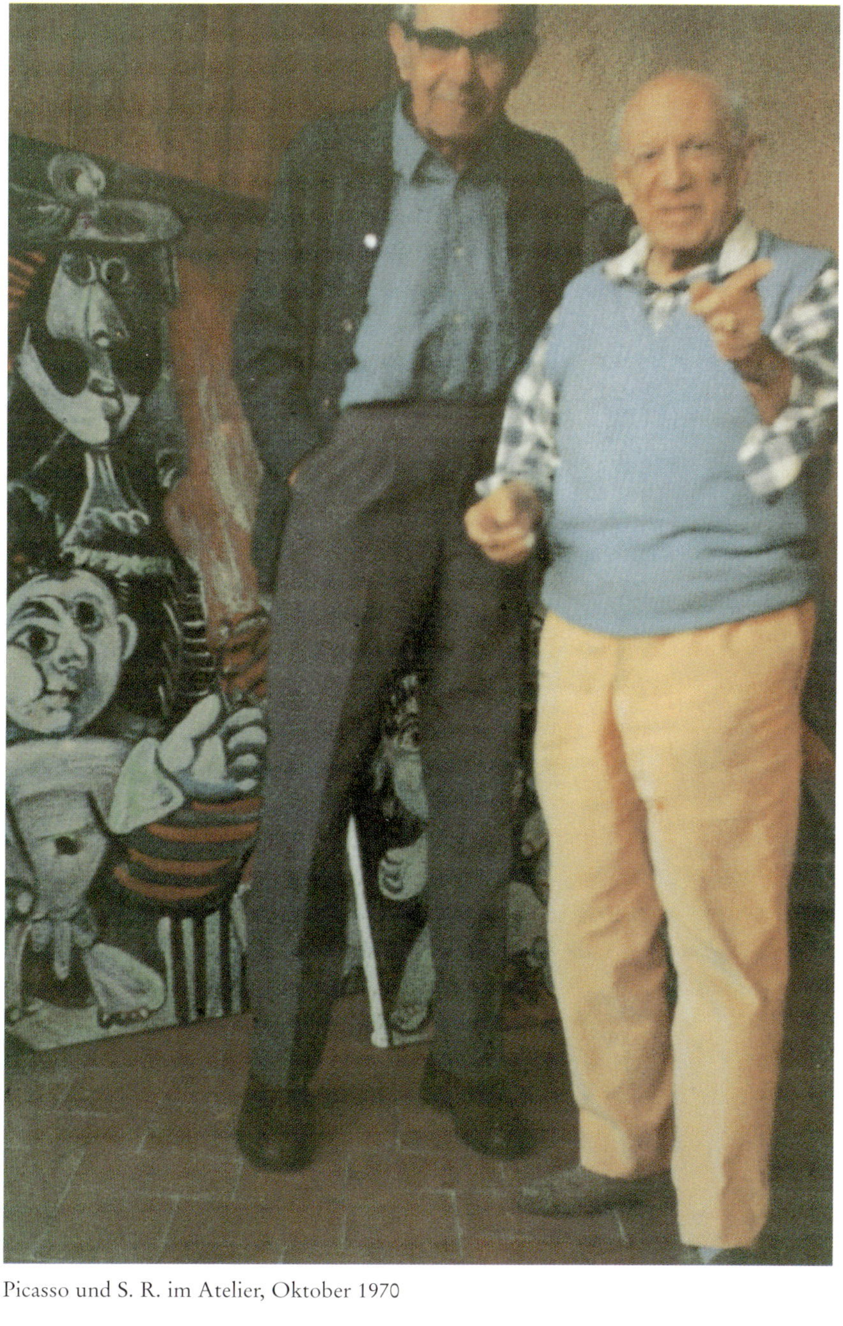

Picasso und S. R. im Atelier, Oktober 1970

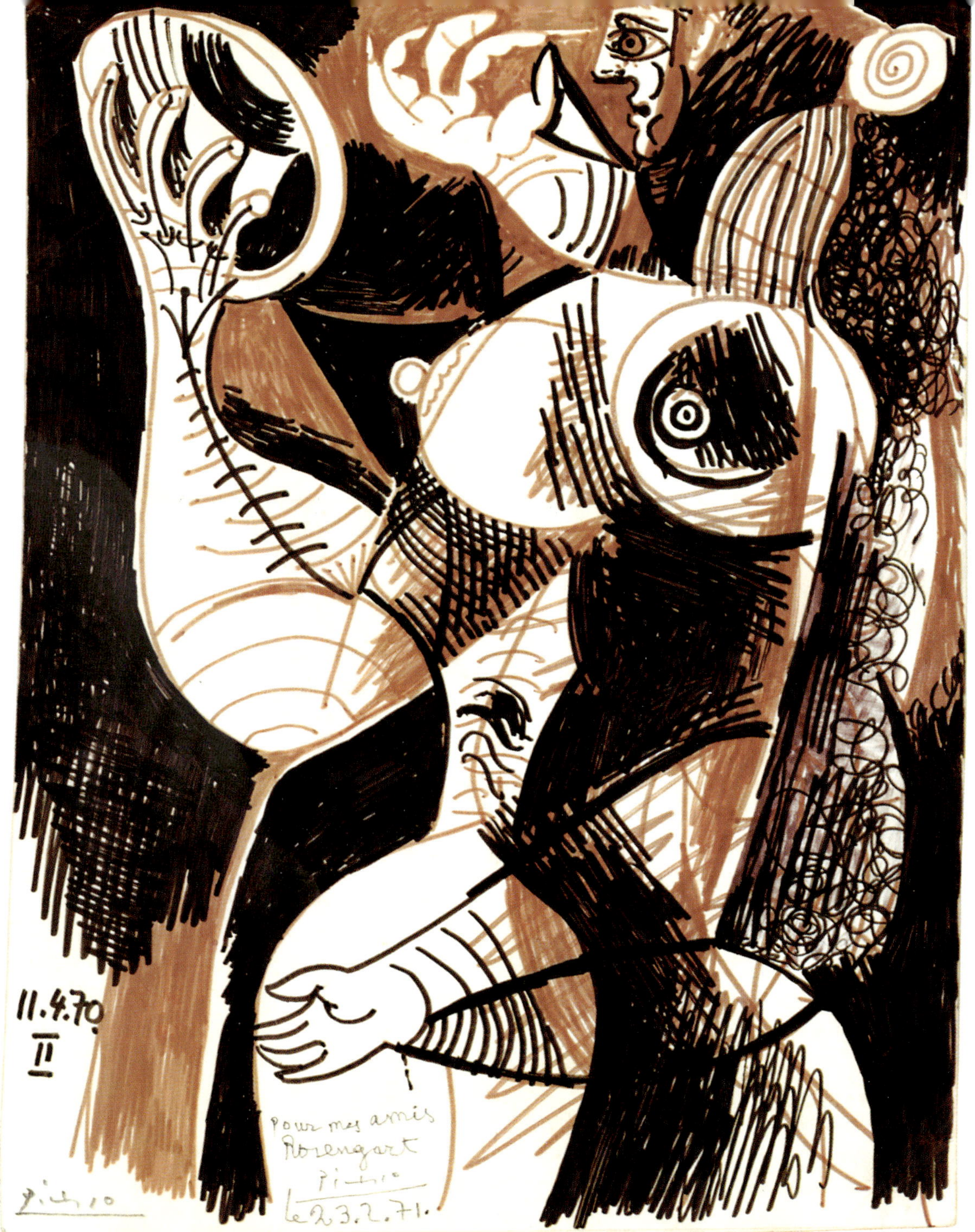
11.4.70.
II
Pour mes amis
Rosengart
le 23.2.71.

Filzstift-
zeichnung
11. April 1970

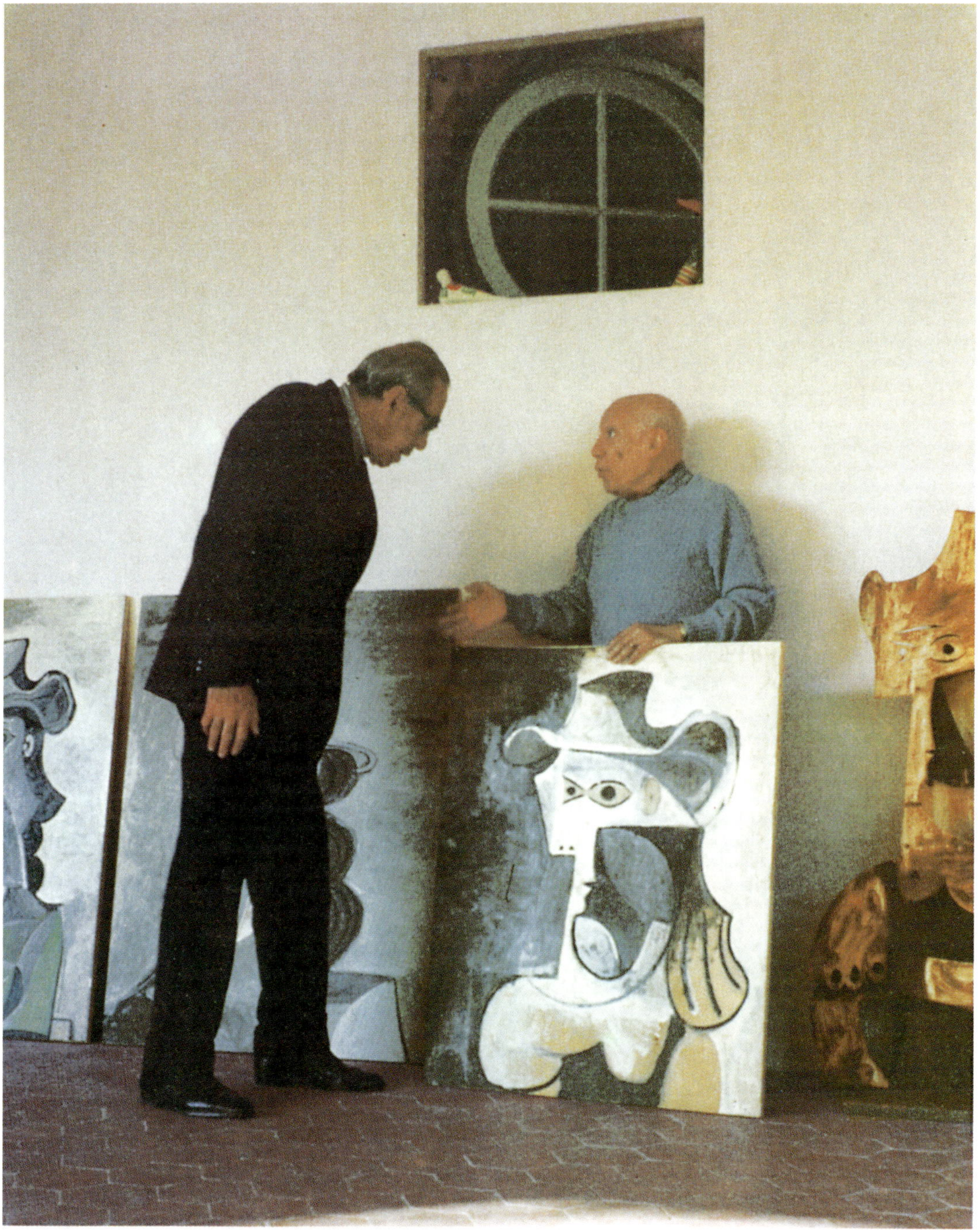

 April 1970: Unsere Ausstellung für den Sommer 1970 wird vorbereitet

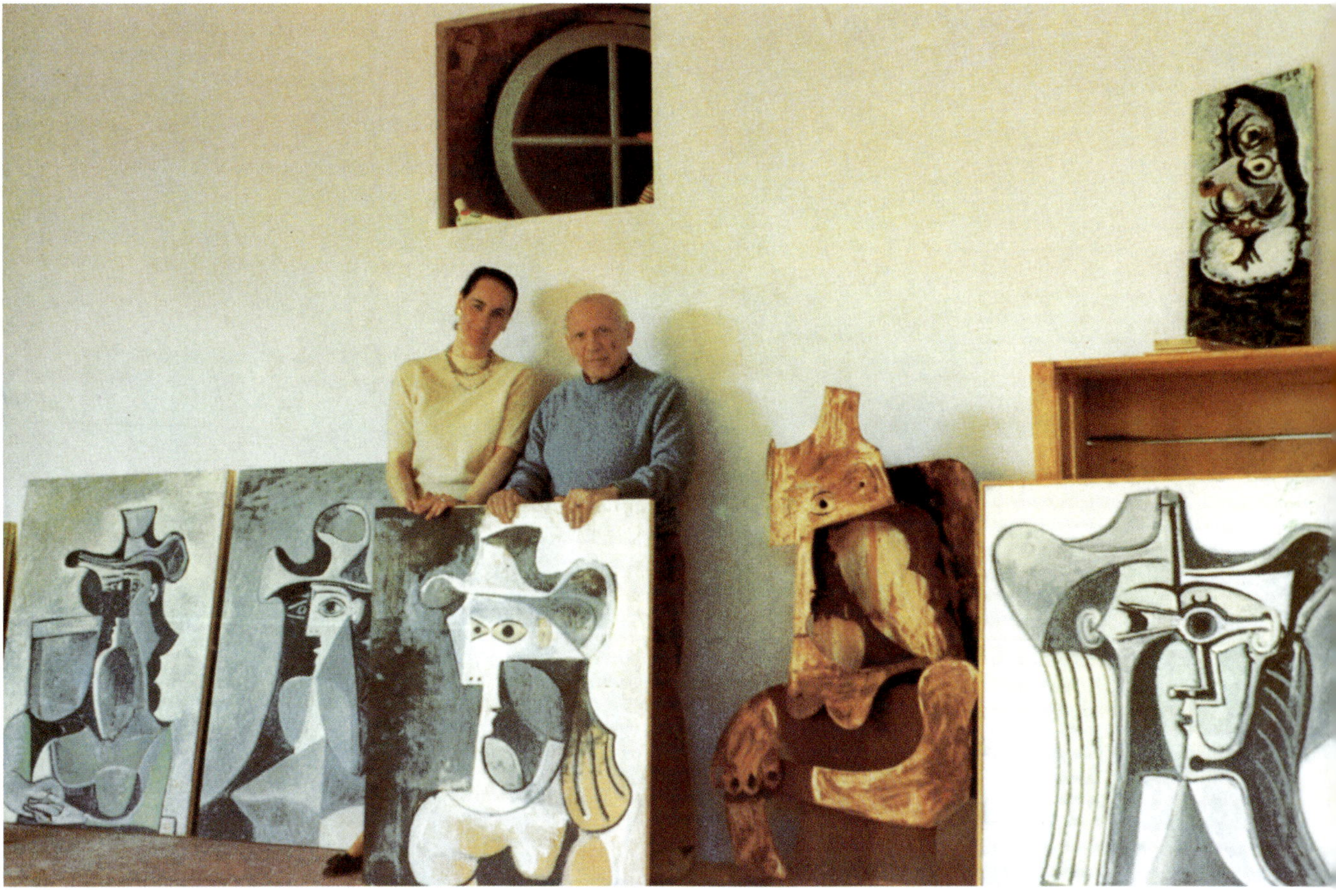

Picasso und A. R. mit einigen für die Ausstellung «L'Idée pour une sculpture – La Femme au chapeau» ausgewählten Werken
April 1970

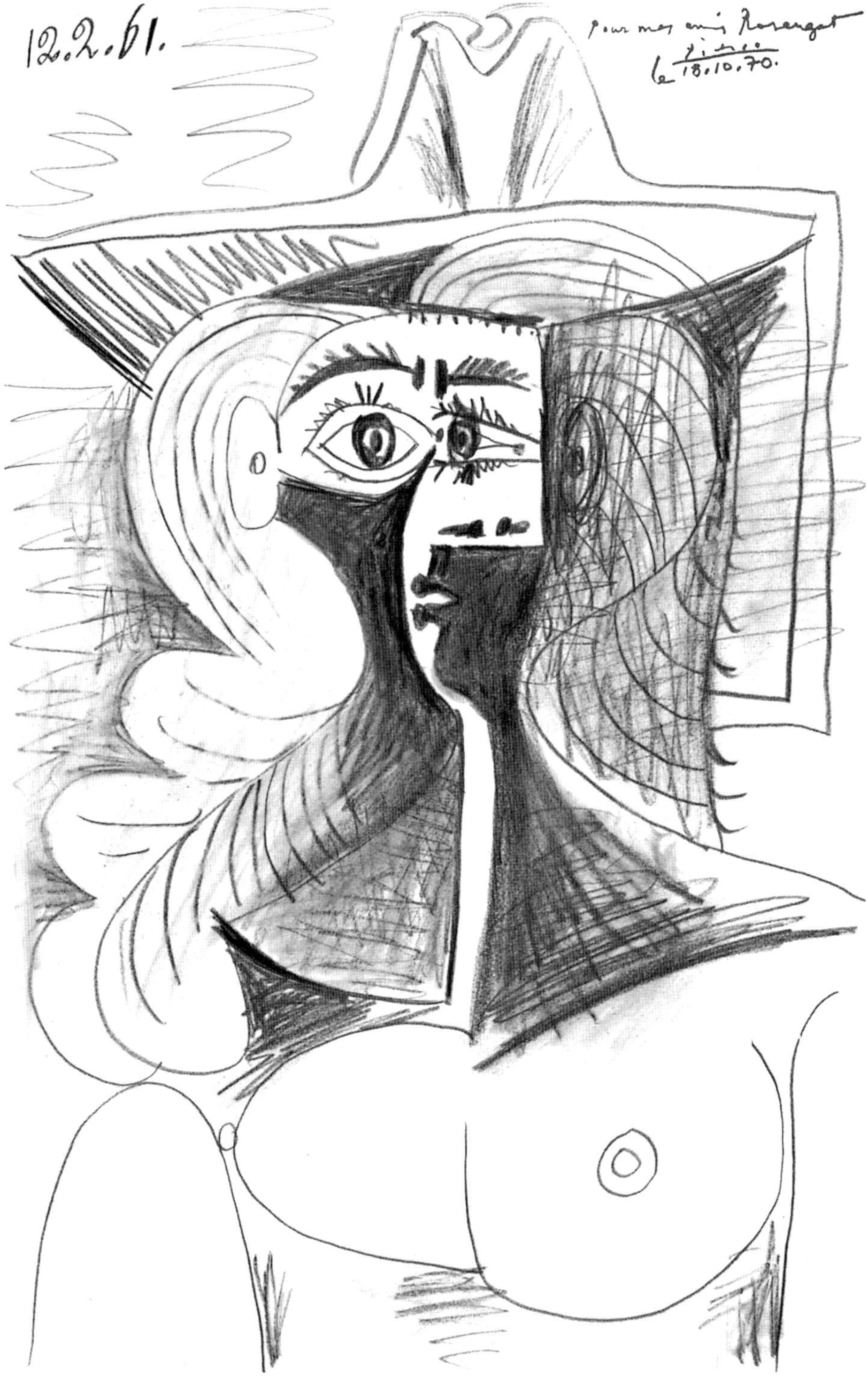
12.2.61.
pour mes amis Rosengart
le 18.10.70.

«La Femme au chapeau»
Bleistiftzeichnung
12. Februar 1961

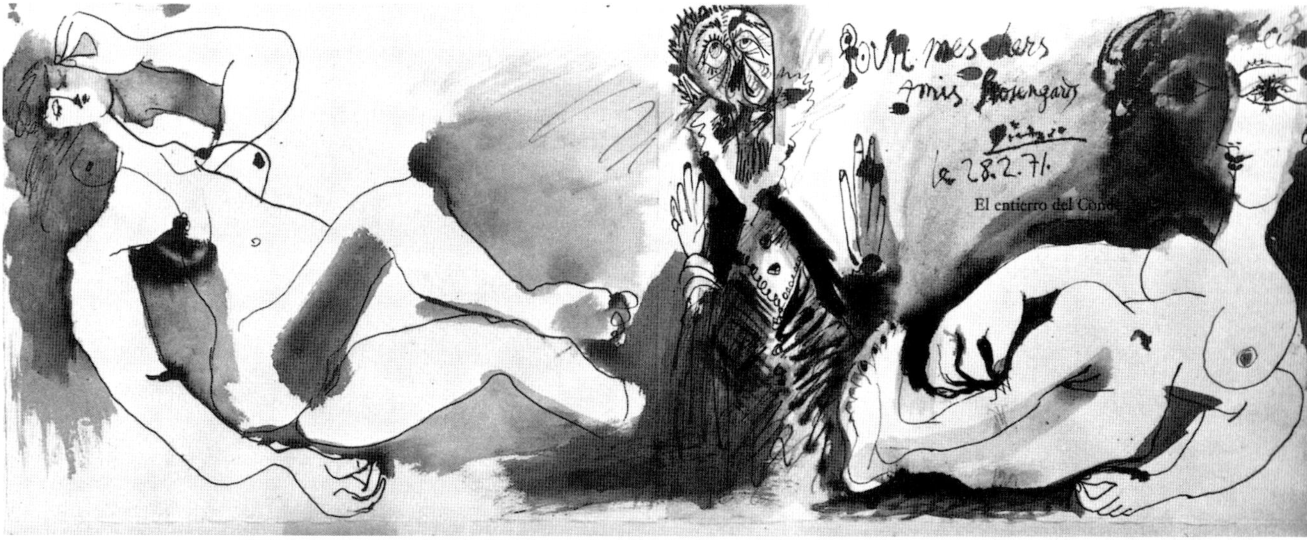
Pour mes chers
Amis Rosengart
le 28.2.71.
El entierro del Conde

Tuschzeichnung, 28. Februar 1971 (Widmung in dem Buch «El entierro del Conde de Orgaz»)

mit handgeschöpftem Zeichenpapier zu ihm kommen, über das er sich, wie kaum über sonst etwas, freut. Alles, was handwerklich gut gemacht ist, interessiert ihn. Er liebt die schönen Bücher über alte Kunst, die wir ihm bringen, aber Spass hat er, wenn es apart ist, auch am Einwickelpapier, das er sorgfältig aufbewahrt, einmal sogar an der Türe zum Atelier befestigte und dort monatelang hängen liess.

Frühjahr 1970: Picasso zeigt uns ein grosses Skizzenbuch mit Zeichnungen in einer völlig anderen Art als die vorherigen. Es sind lineare Darstellungen von einem geradezu verblüffenden Reichtum an Einfällen, dicht hintereinander entstanden, oft vier, sechs Blätter am selben Tag. Wir sprechen über die Vielfalt, er lächelt: «Wenn ich eine Zeichnung beginne, dann weiss ich eigentlich im voraus nie, ob es ein Pferd, eine Frau oder ein Stier sein wird»... Er erklärt uns auch das Geheimnis der unglaublich feinen Linien: Er hat eine Feder benützt, wie sie für technische Zeichnungen gebraucht wird. Man müsse damit eine Linie «durchziehen», ohne abzusetzen, sonst würde der Ansatz sichtbar.

Er reagiert erfreut, als er sieht, dass wir die Gleichartigkeit mancher Formen bemerkt haben, die in vielen Zeichnungen gleich einer Formel für bestimmte Darstellungen wieder-

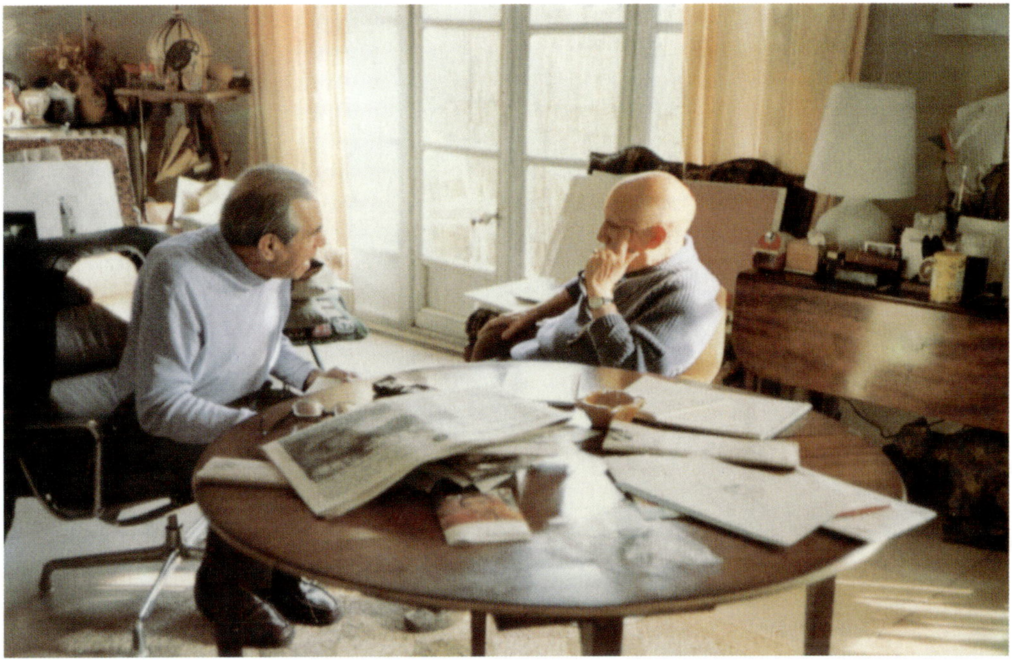

Picasso und S. R., «Notre-Dame de Vie», April 1971

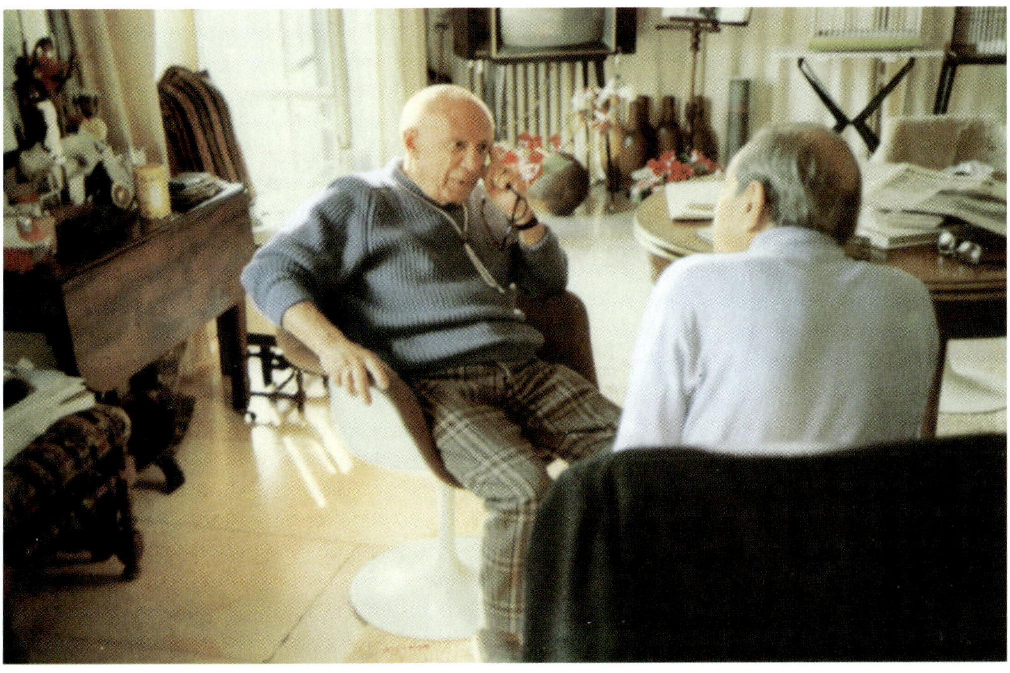

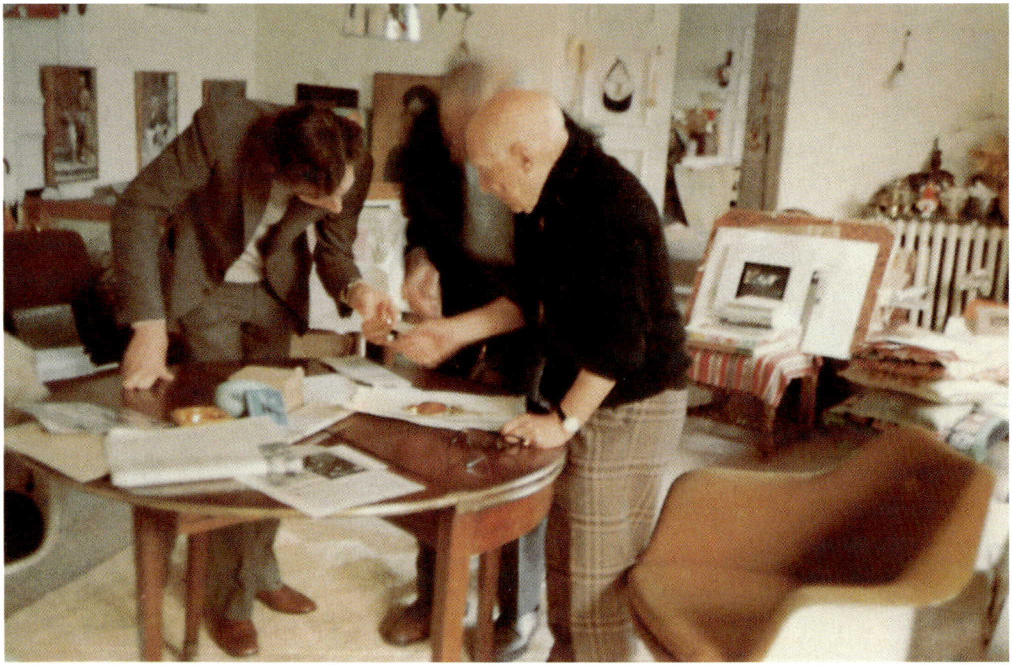

Picasso, Piero Crommelynck und S. R., April 1971

kehren. «Ich möchte eine Art Katalog von ‹Zeichen› erfinden, in dem man einfach nachschlagen kann, wenn man etwas haben muss: Man braucht einen Busen – hopp, holt man ihn sich aus dem Verzeichnis (er hatte dafür jeweils eine feine Spirale eingesetzt); es müsste eine Formel für alles geben ...»
Mein Vater zeichnet mit dem Finger die Konturen zweier seltsam ineinandergreifender Profile nach. Picasso gefällt das: «*So* möchte ich, dass die Leute sehen, *darüber* möchte ich mit ihnen sprechen, *das* interessiert mich – nicht, ob sie ein Werk schön finden ...» Uns fällt ein, wie er uns einmal einen völlig verbeulten Drahtstuhl zeigte, den er irgendwo aufgelesen hatte: «N'est-ce pas joli?» Auf unsere etwas verständnislosen Blicke hin stellt er ihn wieder weg und kommentiert: «Wenn *ich* den gemacht hätte, würde ihn jedermann wunderbar finden!!! ...»

Er ist aber auch gegen sich selbst erbarmungslos: Als wir einmal zu ihm kommen, verdeckt eine riesenhafte Landschaft von Mougins die Türe vom Wohnzimmer zum Atelier. «Ich finde sie so scheusslich», erkärt Picasso, «dass ich sie dorthin gehängt habt, um mich zu strafen!» Er musste das Bild wohl endgültig aufgegeben haben, denn sonst nahm er ein Werk, das ihn nicht befriedigte, immer und immer wieder hervor, übermalte es so gründlich, dass oft von der ursprünglichen Fassung kaum mehr etwas übrig blieb. Allerdings konnte das bei durchaus geglückten Kompositionen auch passieren: Begeistert von einem soeben entstandenen grossen Bild hatten wir Picasso gebeten, es für uns zu reservieren. Einige Tage darauf führt er uns ins Atelier: «Seht, was aus eurem Bild geworden ist!» Wir erkennen es kaum wieder! Warum er es denn so geändert habe? «Es hat euch so gut gefallen, da wollte ich es n o c h schöner machen – aber vielleicht mögt ihr es jetzt gar nicht mehr!» Auf unsere Frage, weshalb er denn nicht das alte Bild in seiner ursprünglichen Fassung gelassen und statt dessen ein neues angefangen habe, erwidert er: «Ah, ça ne va pas!» und fügt dann hinzu: «Für einen Maler gibt es nichts Schlimmeres, als einer weissen Leinwand gegenüberzustehen – umarbeiten ist etwas ganz anderes.» So ist ja im Oktober 1964 auch die Reihe der übermalten Reproduktionen des Malers an der Staffelei entstanden, die ihn vierzehn Tage lang beschäftigte und, wie wir von Besuch zu Besuch feststellen konnten, zu immer neuen Variationen anregte.

Anregung zu einem Kunstwerk konnte er aber auch von irgend einer Form empfangen, irgend einem Material, das sein Interesse erregte: So kam ich zu einem bezaubernden

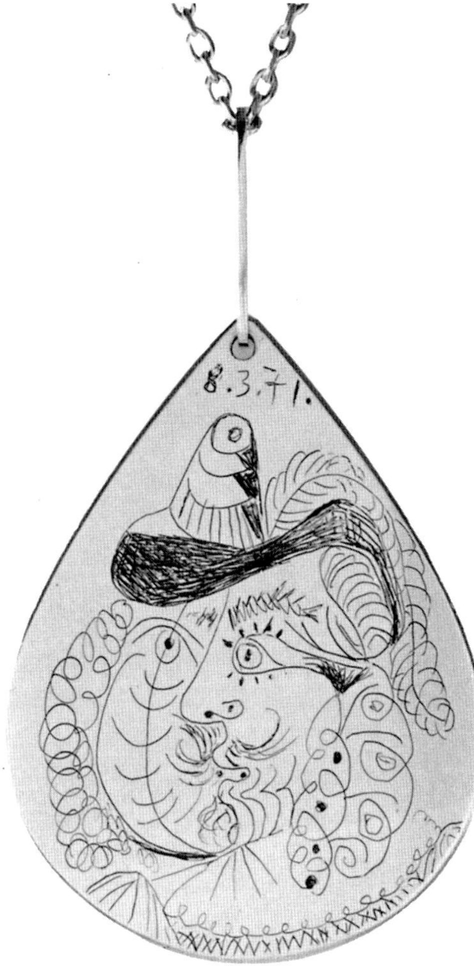

Medaillon für A. R., 8. März 1971

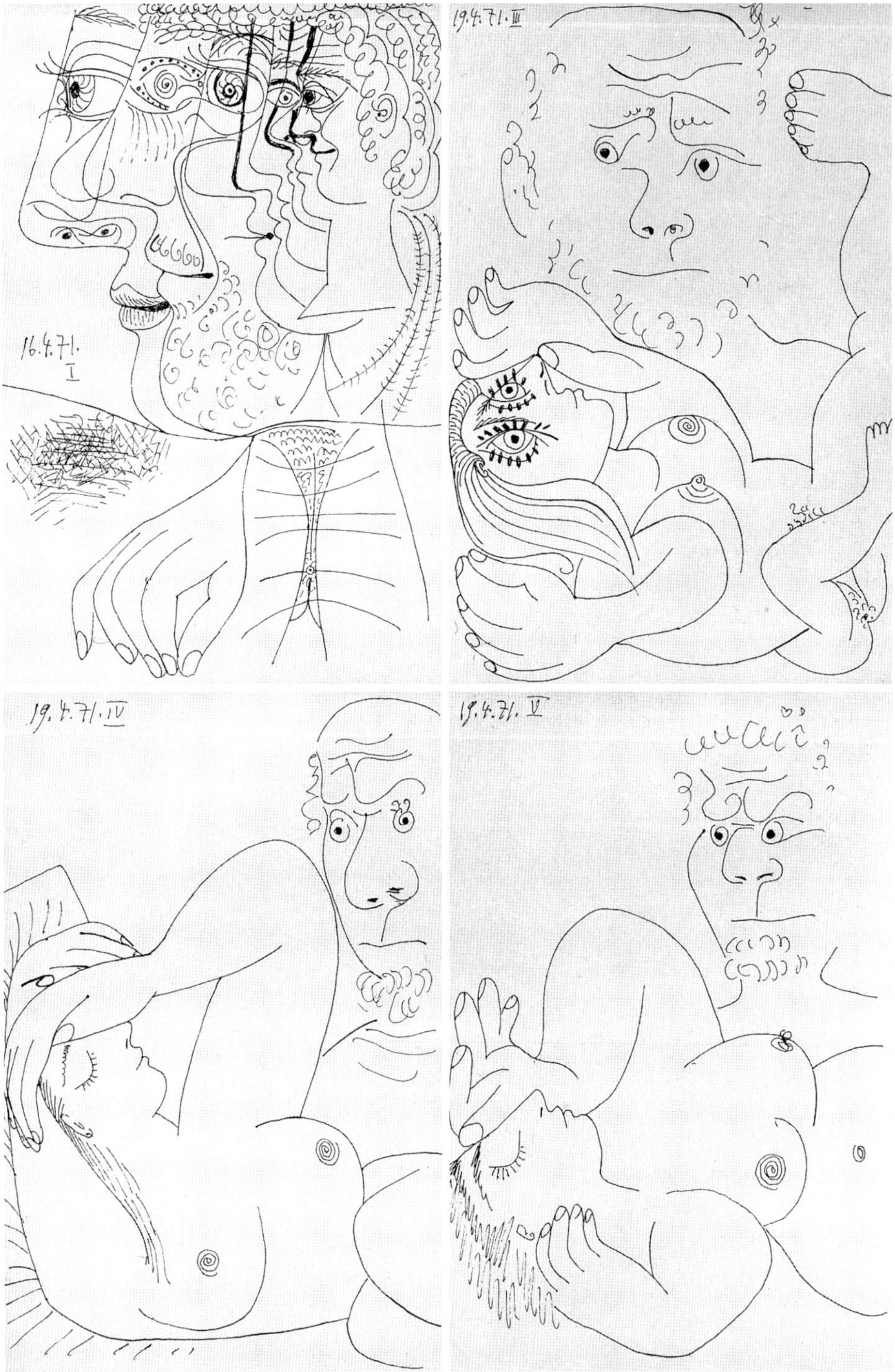

Vier Federzeichnungen für
den Katalog unserer Ausstellung
zum 90. Geburtstag Picassos
Sommer 1971

Schmuck-Medaillon! Wir begrüssen ihn; Picasso, dem nie etwas entgeht, bemerkt augenblicklich den tropfenförmigen Messinganhänger meines Gürtels. «Qu'est-ce que c'est?» Ich necke ihn: «C'est pour faire de la gravure!» Picasso geht darauf ein: «Glauben Sie, man könnte etwas machen? Leihen Sie ihn mir? Darf ich ihn auch verderben?»... Er behält den Anhänger während Monaten. So oft wir Picasso sehen, beginnt er davon zu sprechen: Ich habe noch nichts gemacht – mais j'y pense! Eines Tages kommt er ans Telefon: «Ich habe eine Überraschung für euch!» Er hatte sich von Crommelynck eine Kupferplatte in der Form meines Anhängers schneiden lassen, den Kopf eines barokken Ritters hineingraviert und das Medaillon zum Vergolden gegeben... Auf der Rückseite die Widmung: «pour Angela!»

Ein reizendes Petit Rien verdankt ebenfalls dem Zufall seine Entstehung: Wir verabschieden uns von Picasso. Er ist gutgelaunt, fragt, warum wir schon abreisen wollten – «Bleibt doch noch hier, ihr könnt morgen wiederkommen.» Wir lachen, das wollten wir schriftlich von ihm haben! Amüsiert bittet er um ein Stückchen Papier, zeichnet ein «Rembrandt»-Köpfchen darauf und schreibt dazu das Datum des Rendez-vous: 6. 11. 68. 17 Uhr, und da wir ja zu zweit sind, noch eines in der gleichen Art – unsere Eintrittsbillets!

Immer ist er bereit, Freude zu machen, wenn er echte Zuneigung spürt. Unzählige Dedikationen

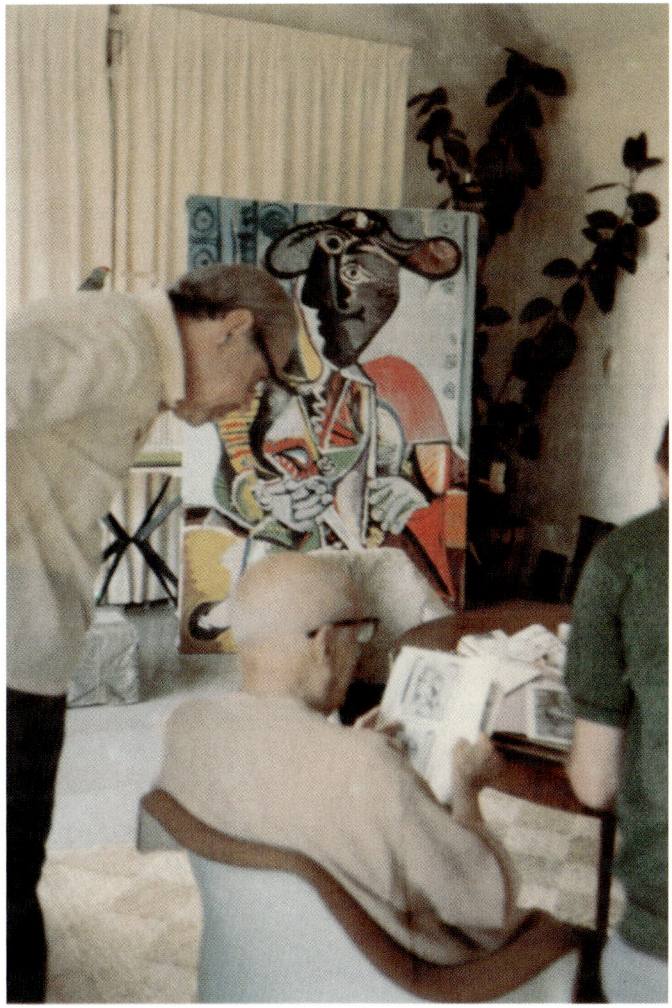

Picasso und S. R., Juni 1971,
im Hintergrund der für unsere Ausstellung ausgewählte «Toréador»

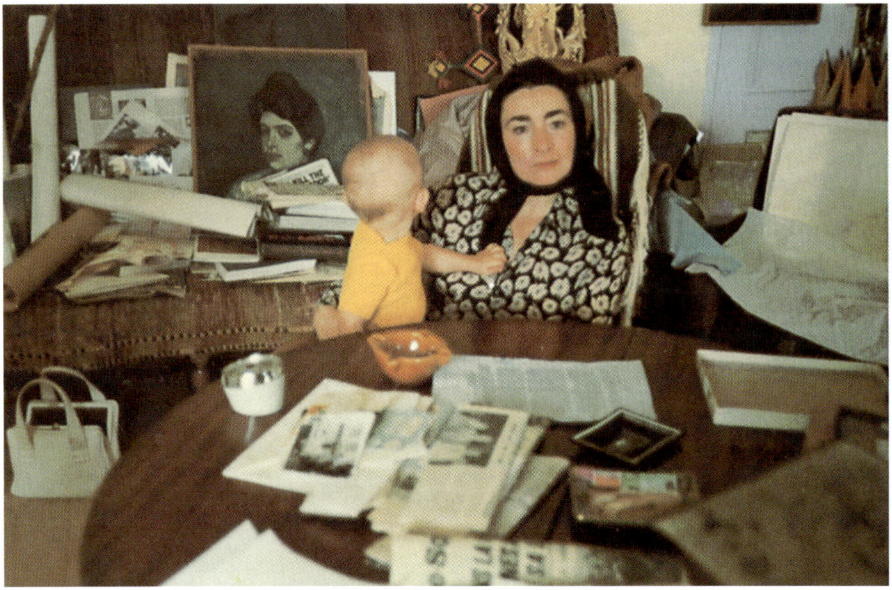

Jacqueline mit ihrem Patenkind David Daix, Juni 1971

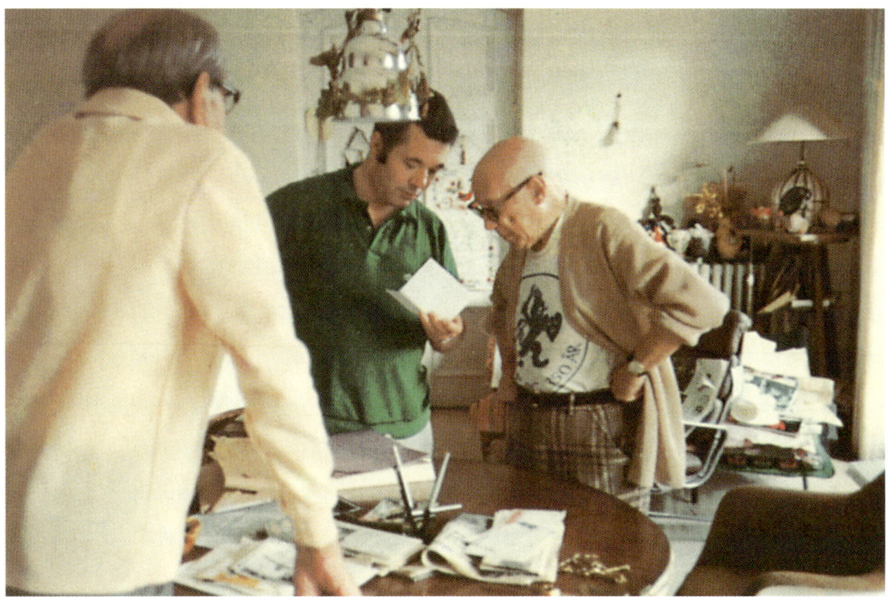

Picasso mit Pierre Daix und S. R., Juni 1971

für seine Freunde in Büchern und Katalogen zeugen davon. – Einmal sehen wir zu, wie er für Edward Quinn, den Fotografen, etwas in ein Buch zeichnet und daneben eine Widmung schreibt. Auf Quinns Bitte signiert er auch die Zeichnung – sieht sie entsetzt an: «Jetzt hab ich sie verdorben!» – das Gleichgewicht stimmte nicht mehr. Er betrachtet die Zeichnung einige Momente, setzt den Stift an zu einem einzigen kurzen Strich – und wie durch Zauberei ist die Balance wieder hergestellt.
Solche Sicherheit in der Komposition schätzt er auch bei den Bildern anderer Maler. Matisse vor allem gehört seine absolute Bewunderung: «Es gibt keinen schlechten Matisse.» Dagegen kann er mit Paul Klee wenig anfangen, «c'est un peu trop littéraire», und über die abstrakte Malerei spottet er: «Nehmen Sie eine leere Leinwand, das ist noch abstrakter!»

Wir sitzen mit Picasso und Jacqueline am grossen runden Esstisch. Picasso zeichnet in ein Büchlein, kopiert von der vor ihm liegenden Zeitung das Datum, erkundigt sich indessen noch bei uns, ob es auch stimme. Die Zeitung sei vordatiert, wir hätten den 24., nicht den 25., korrigiert Jacqueline, setzt jedoch tröstend hinzu: «Aber das macht ja nichts, Pablo, du warst immer deiner Zeit voraus!»…

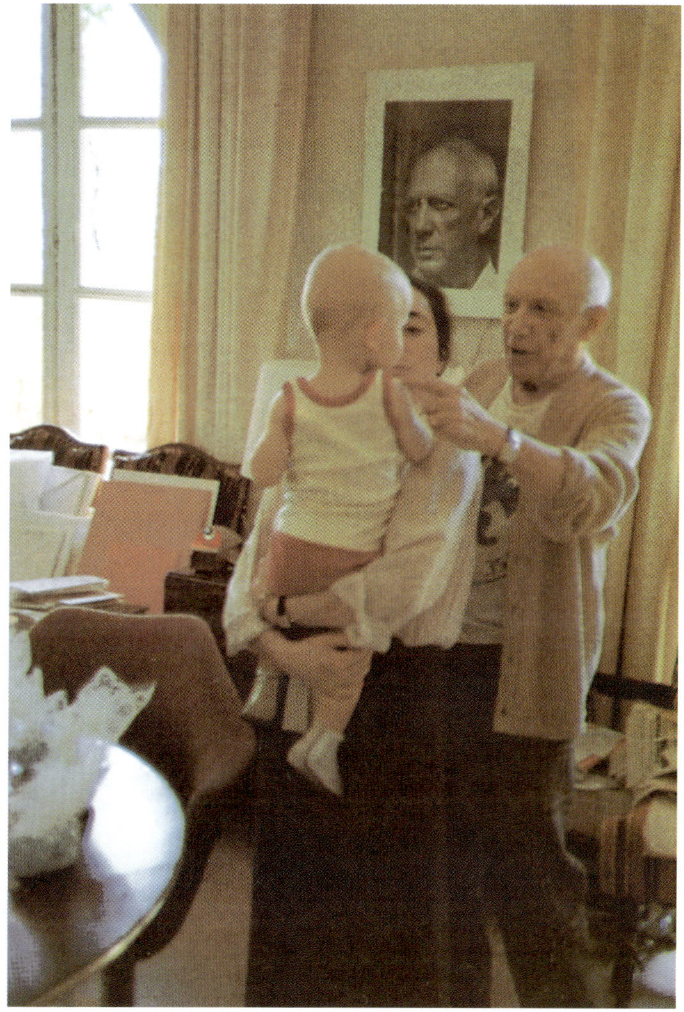
Picasso und Jacqueline mit David Daix, Juni 1971

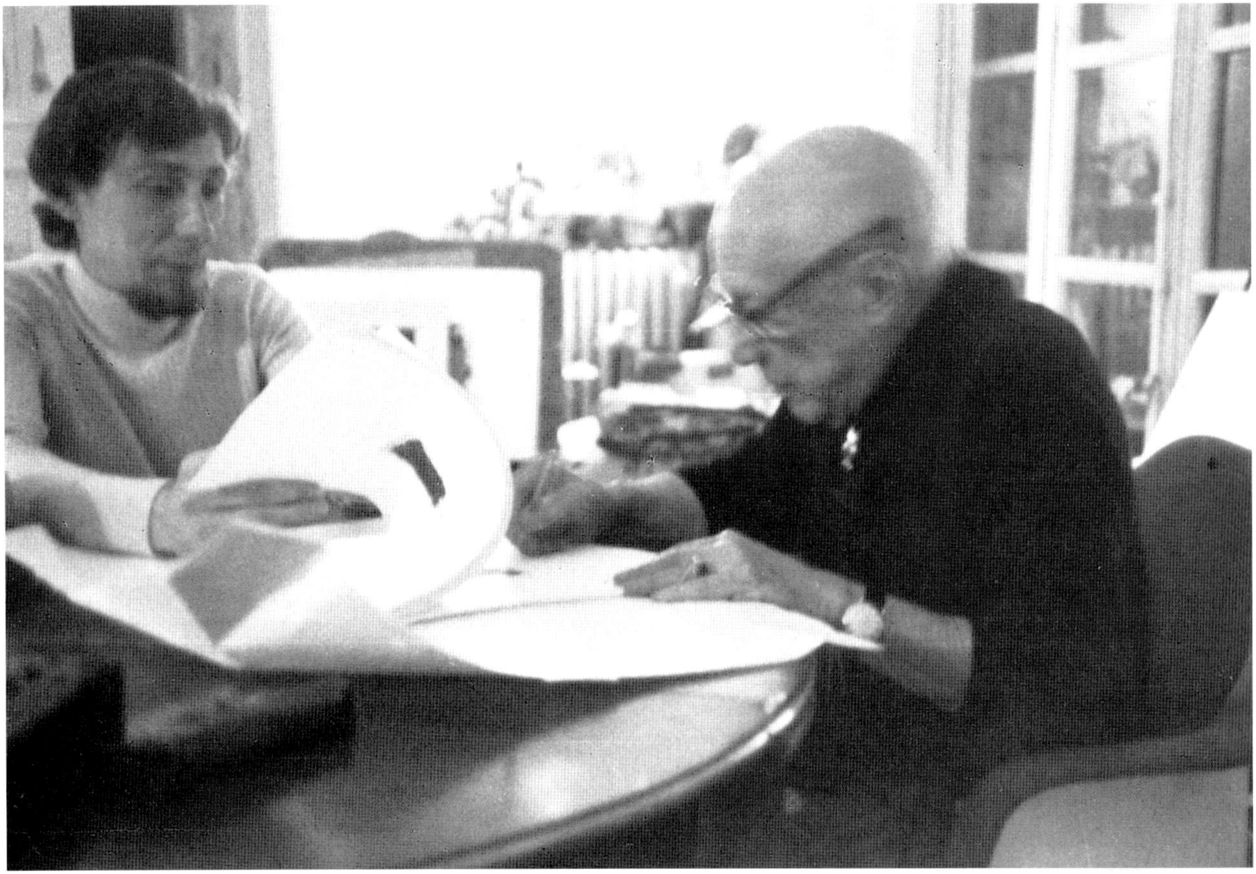

Picasso mit Piero Crommelynck beim Signieren von Radierungen

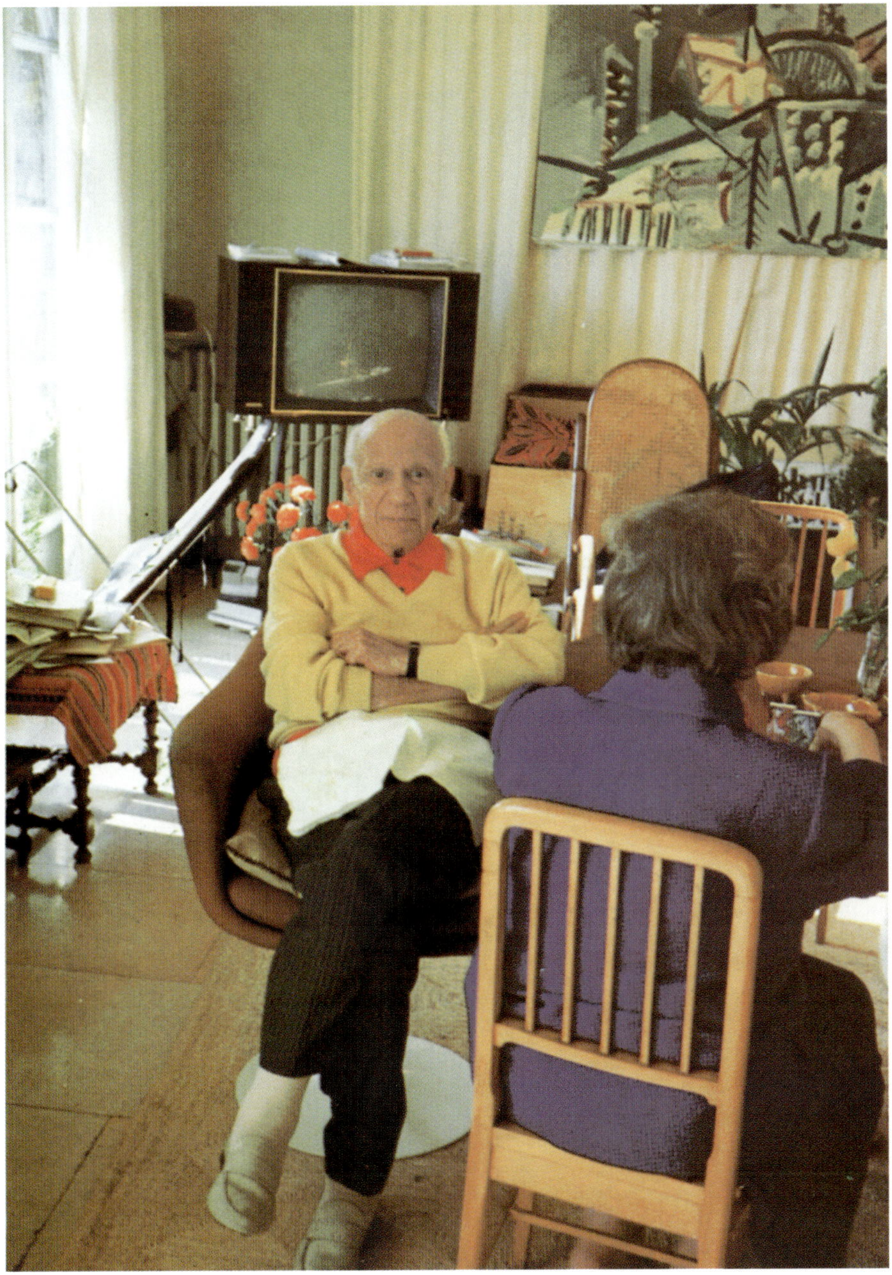

Mougins, Oktober 1972

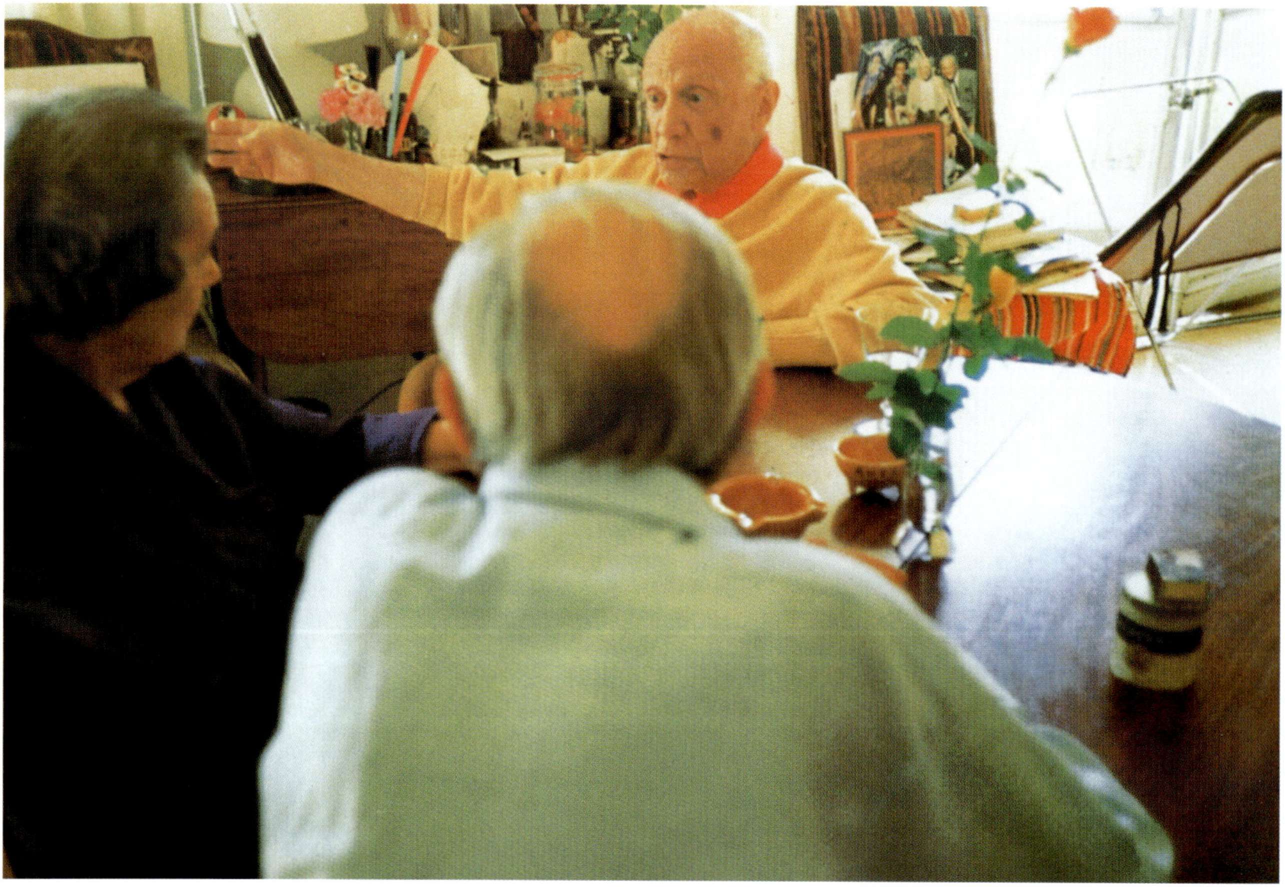

Picasso in Unterhaltung mit Madame Juan Gris und S. R., Oktober 1972

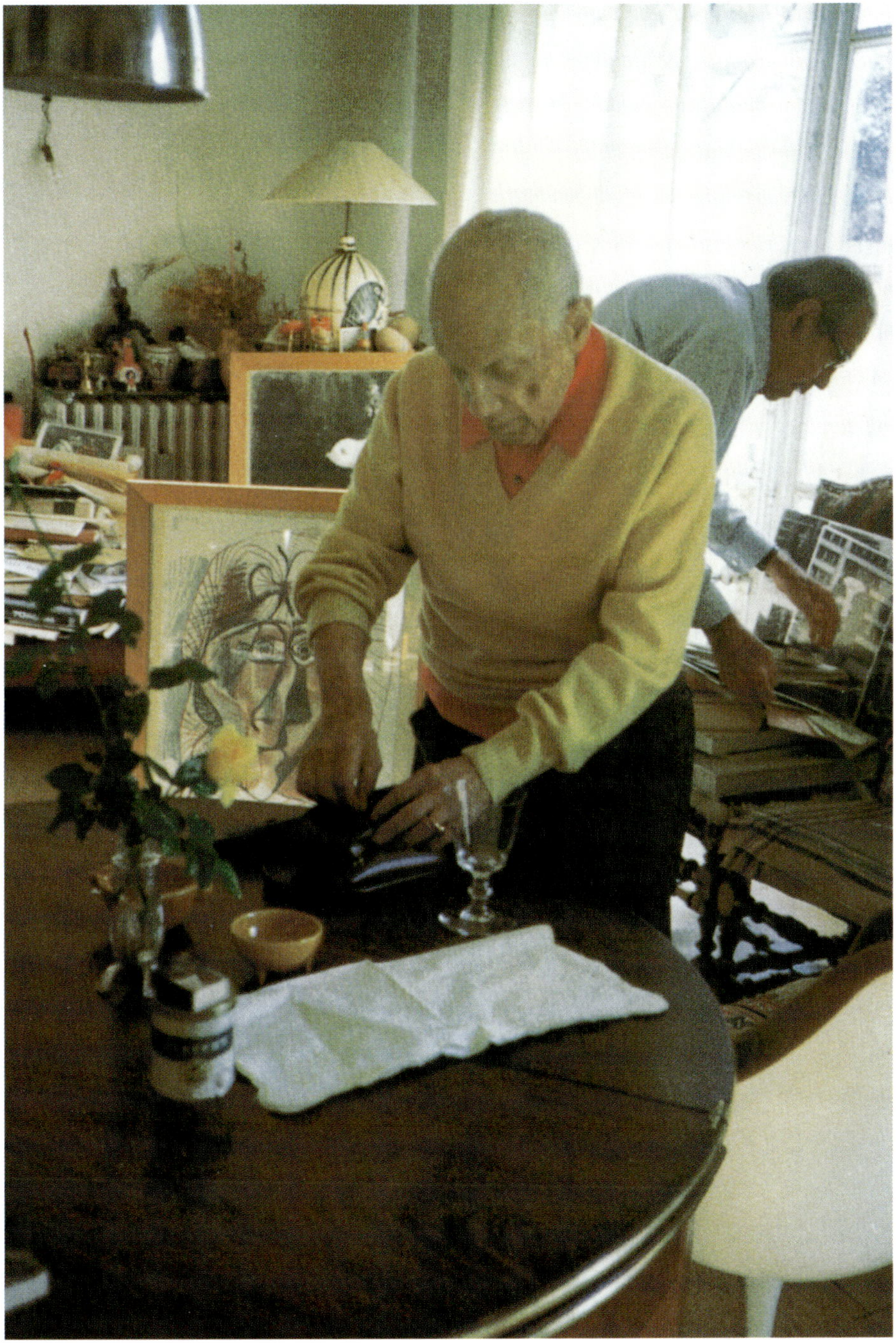

Mougins, Oktober 1972

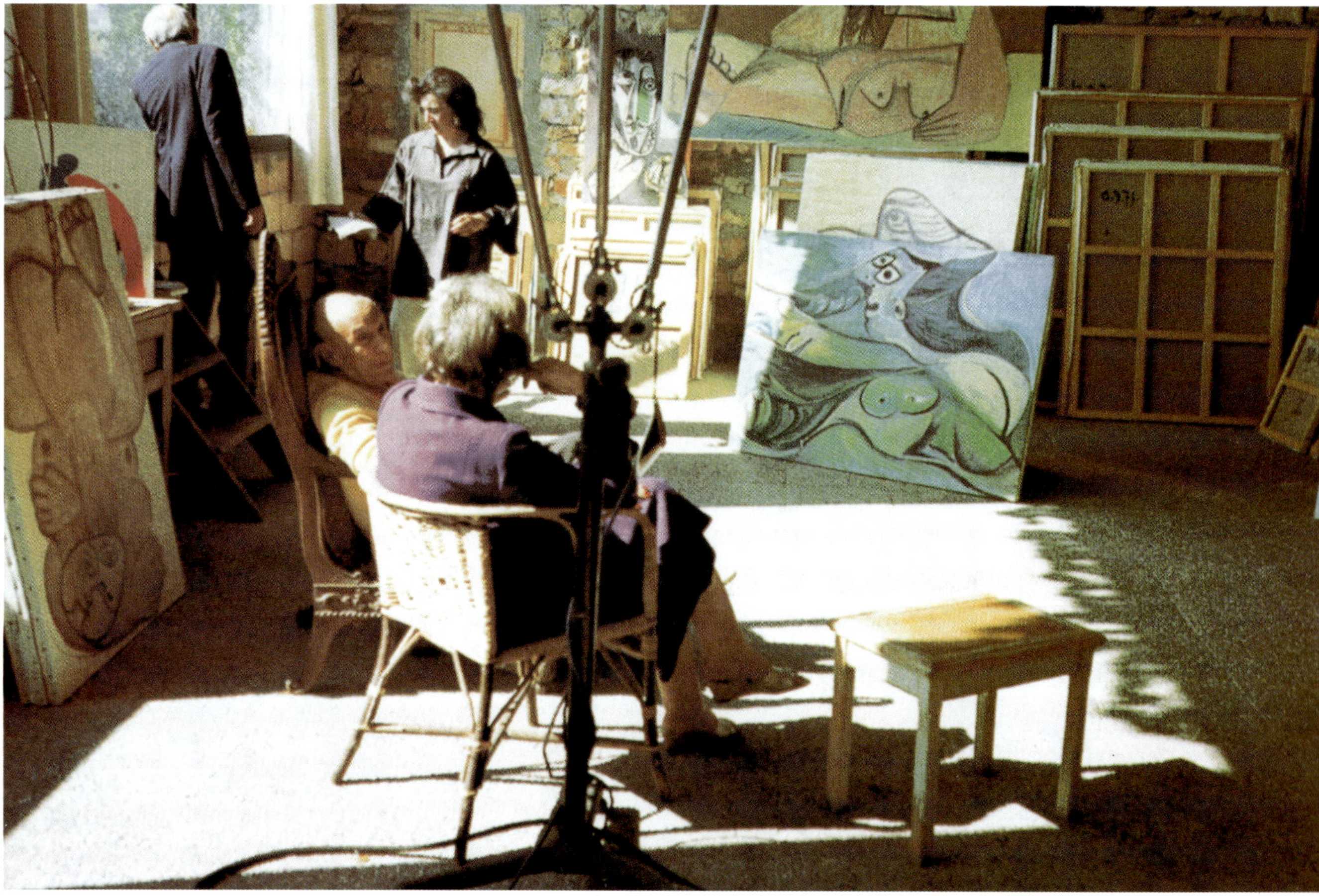

Im grossen Atelier, Mougins, Oktober 1972

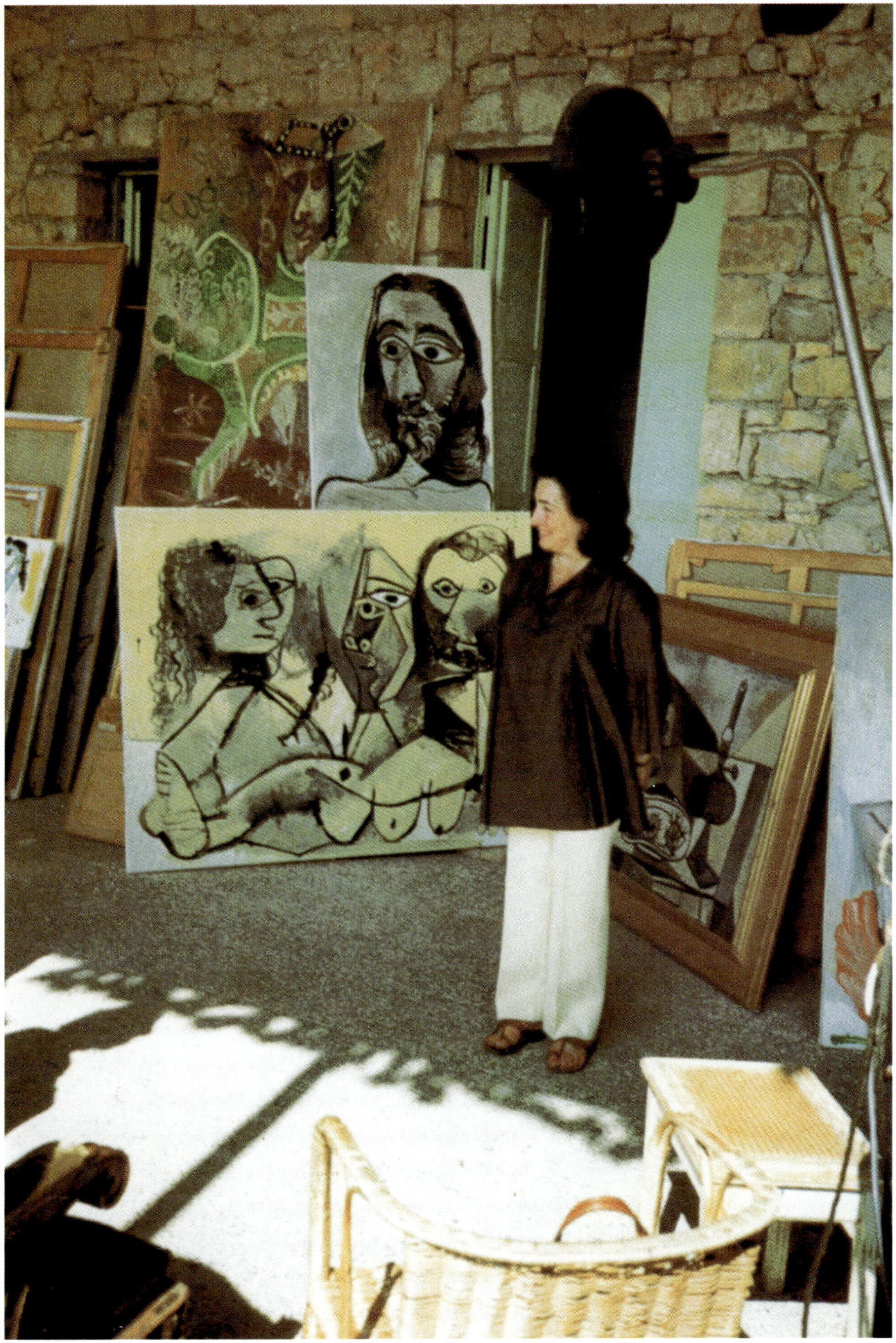

Jacqueline im grossen Atelier
Oktober 1972

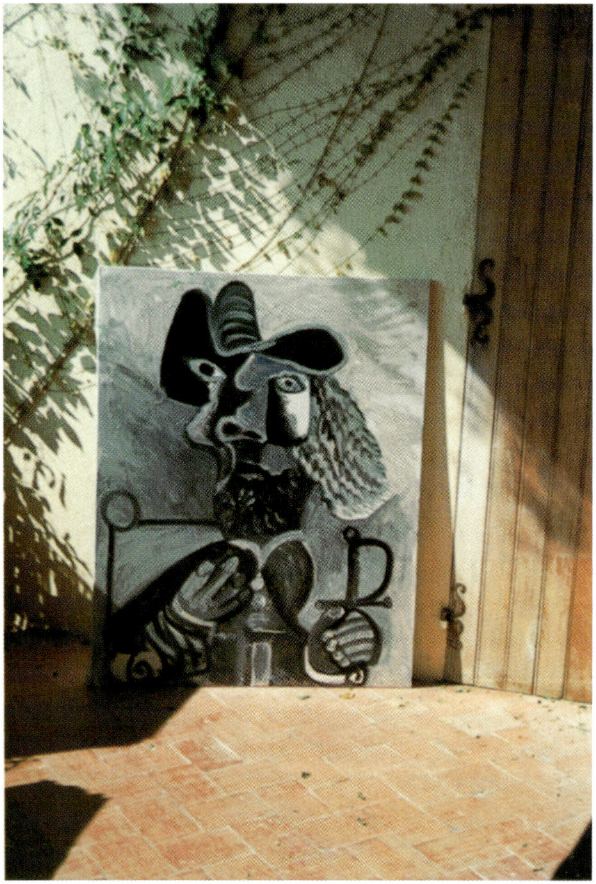

Ein 1972 entstandenes Bild auf der Terrasse des kleinen Ateliers
Oktober 1972

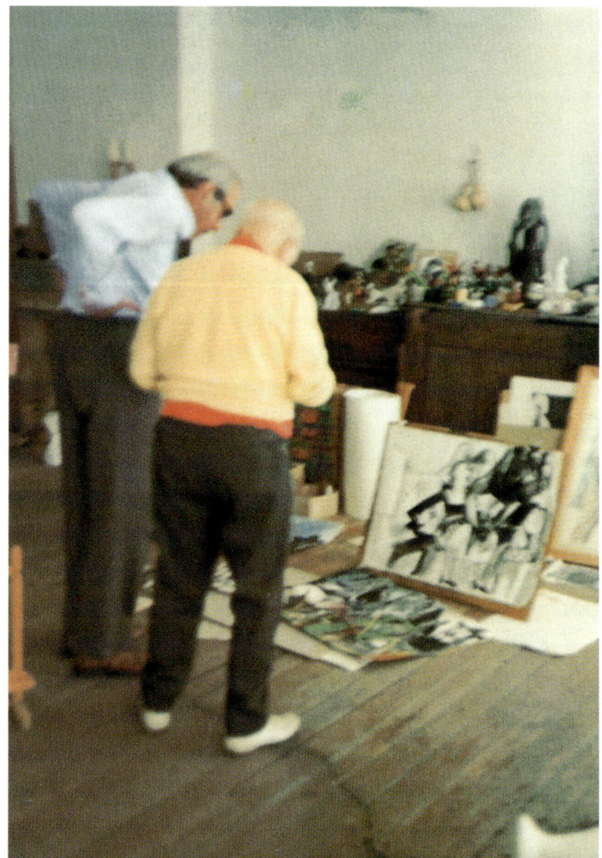

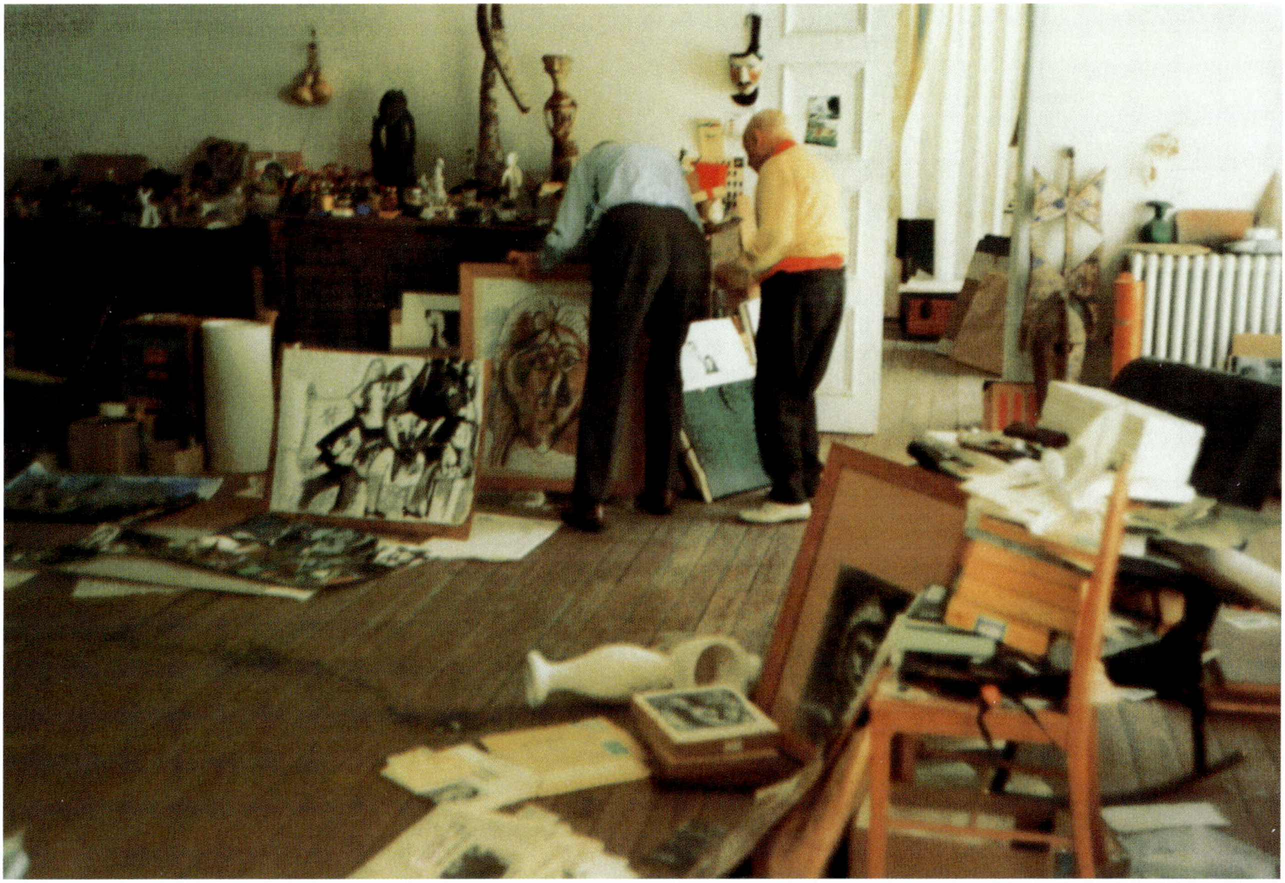
Mougins, Oktober 1972

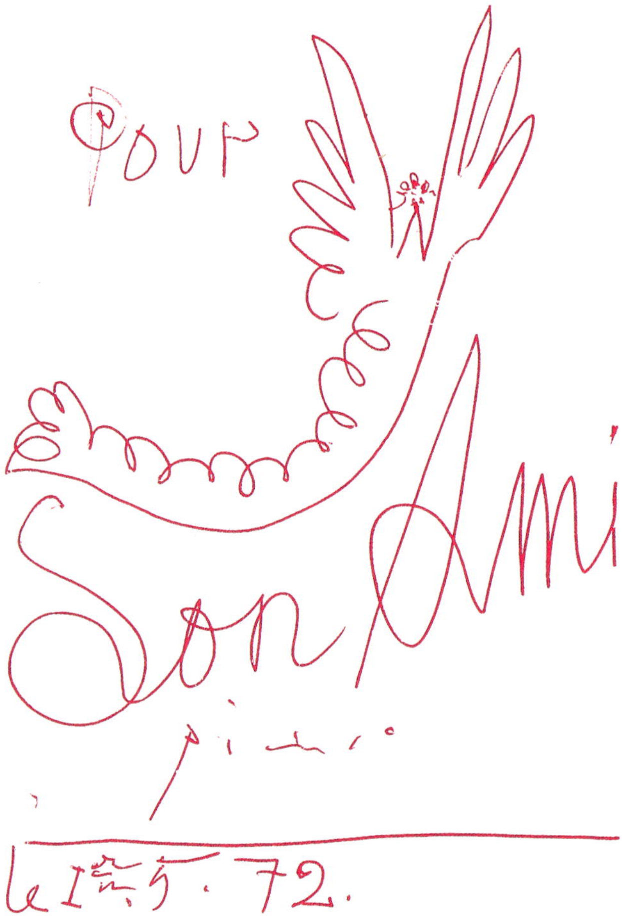

Pour (Angela), Zeichnung, 1. Mai 1972

Herausgeber: DACO-Verlag, Stuttgart
Druck + Verarbeitung: W. Kohlhammer Druckerei GmbH & Co., Stuttgart

Die 1. Auflage erschien 1973 als Privatdruck
der Galerie Rosengart, Luzern

CIP-Titelaufnahme der Deutschen Bibliothek

Besuche bei Picasso / Angela Rosengart. Mit den Fotos von Siegfried und Angela
Rosengart. – 3. Aufl., – Stuttgart: Daco.-Verl., 2002 ISBN 3-87135-003-6